认知障碍
照护手册

RENZHI ZHANG'AI
ZHAOHU SHOUCE

主编　刘东梅

U0352348

时代出版传媒股份有限公司
安徽科学技术出版社

图书在版编目(CIP)数据

认知障碍照护手册 / 刘东梅主编. --合肥:安徽科学技术出版社,2020.8(2021.7重印)

ISBN 978-7-5337-8270-2

Ⅰ.①认… Ⅱ.①刘… Ⅲ.①阿尔茨海默病-护理-手册 Ⅳ.①R473.74-62

中国版本图书馆 CIP 数据核字(2020)第 131175 号

认知障碍照护手册 主编 刘东梅

出版人:丁凌云　　选题策划:杨 洋 汪海燕　　责任编辑:汪海燕
责任校对:张 枫　　责任印制:梁东兵　　　　　装帧设计:武 迪
出版发行:时代出版传媒股份有限公司　　http://www.press-mart.com
安徽科学技术出版社　　　　　http://www.ahstp.net
(合肥市政务文化新区翡翠路 1118 号出版传媒广场,邮编:230071)
电话:(0551)63533330
印　　制:安徽芜湖新华印务有限责任公司　　电话:(0553)3916126
(如发现印装质量问题,影响阅读,请与印刷厂商联系调换)

开本:710×1010　1/16　　　　印张:9.75　　　　字数:195 千
版次:2021 年 7 月第 3 次印刷

ISBN 978-7-5337-8270-2　　　　　　　　　定价:37.00 元

编委会

序言

安徽静安健康产业集团董事长　　　　　　　　孙　斌

安徽省老年医务工作者协会名誉会长、教授　　叶宜德

2019 年 11 月 26 日

作为安徽省教育厅校企合作项目、合肥市政府境外引才引智课题研究成果之一的《认知障碍照护手册》终于出版了。本书研究依据充分、阐释内容翔实、操作方法科学，已经被推荐作为高职院校"1+X"职业技能等级考核实训教材和专业技术人员的培训教材。

相关调查数据表明，我国认知障碍患者已超过 1000 万，并呈逐年增多的趋势；其中 50%~70% 为阿尔茨海默病，65 岁以上老年人的患病率为 5%，85 岁以上老年人的患病率为 24.5%。患上认知障碍后，患者既痛苦又失去了尊严，患者亲属更是负担沉重、身心疲惫。国家卫生健康委员会《健康中国行动（2019—2030）》中将"65 岁及以上人群认知障碍患病率增速下降"作为 15 个重大专项行动之一，可见本病防治工作重要而紧迫。目前，阿尔茨海默病在临床治疗上并无特效药物，治疗手段也只能暂时改善患者的部分认知和精神行为症状。但令人欣慰的是，各国研究证明，科学规范的照护和非药物辅助治疗，能够延缓病情加重，提高患者的生活质量。本书正是从科学规范照护这一防控要点和角度组织编写的一本具体技术方法手册。

本书十分注重内容的创新性与实用性。我们根据《国家职业教育改革实施方案》（国发［2019]4 号文件）提出的要求——"编写教材内容要与职业标准对接，要把新技术、新工艺、新规范纳入教学标准和教学内容"展开编写。本书由安徽静安养亲苑、安徽医学高等专科学校、安徽城市建设学院和安庆医学高等专科学校共同组织编写，以上单位均是安徽省教育厅认定的校企合作示范单位，在产业与教学上各具实力优

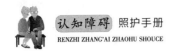
点和长处。大家共同讨论大纲、分工研究撰写和集体修订审稿。其中安徽静安养亲苑是安徽静安健康产业集团投资创办的一家以智慧医养为特色的综合性养老机构，现有床位3000余张，其中认知障碍照护床位200余张，已被列为安徽省"养老机构认知障碍照护规范"标准牵头制定单位、全国首批"智慧健康养老应用试点示范企业"（工信部联电子函[2017]588号）。我们在学习借鉴英国、日本和中国台湾地区认知障碍专业照护服务标准的基础上，结合自身长期的照护实践，创新、探索后形成了"一三六九认知障碍照护技术体系"，即一个服务理念——聚焦患者生活自立；三大照护原则——专业化护理、社会网重建、温馨安全环境；六字诀沟通技巧——笑、听、说、顺、动、慢；九项照护和非药物治疗的适宜技术——膳食疗法、饮水、排泄、清洁方法、睡眠、学习、运动、心理疗法和意外事件预防处理。这些观点和方法路径均被实践证明是行之有效的，有不少知识具有原创性和实用性的特点。

本书还体现了"产教融合"的编写特色。"推动产教融合、校企双元合作开发教材"是国家职业教育规划教材建设的一条重要指导思想。本书初稿完成后，编写团队利用合肥市境外引才引智项目，邀请英国专家Virginia Long及其教学团队，在合肥举办了为期1周的认知障碍照护高级培训班，对手册内容进行试讲试学，并根据教学反馈进行了相应的修改和完善。这种校企双元合作并吸收外国专家参与研究的编写思想，有效地保证了课题的研究和本书的编写质量。

由于编写出版时间仓促，错谬之处在所难免，敬请广大同行和读者批评、指正。

目录

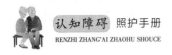

第 **7** 章
精神行为症状的
照护 /107

第 **8** 章
晚期照护 /123

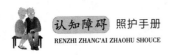
第**9**章
意外事件防范 /133

第 **1** 章
理解认知障碍

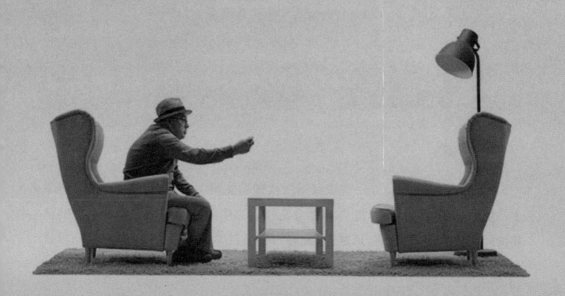

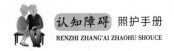
【目标任务】

(1)了解认知障碍的定义、分类和临床表现。

(2)了解认知障碍常见的诊断方法。

案例 刘爷爷,男,64岁,大学文化,企业管理人员,已退休。近1年来家人感觉老人的记忆力明显变差,经常忘记物品的存放位置,有重复服药的现象,甚至出现过"手拿钥匙找钥匙"的闹剧。老人脾气渐变急躁,耐性变差,经常对子女和老伴无缘无故地大吼大叫,但在外人面前又会有意识地克制坏脾气。家人怀疑老人患有认知障碍,至医院经CT检查示脑萎缩、多发性腔隙性脑梗死。刘爷爷有家族遗传性高血压史及胃癌手术切除史。家人目前想了解老人是否被诊断为认知障碍。

问题 (1)刘爷爷的表现符合认知障碍的早期表现吗?

(2)如何诊断?

(3)如何向家属介绍认知障碍?

第一节 认知障碍概述

一、认知障碍

1.定义 认知障碍是一种以获得性认知功能损害为核心,并导致患者日常生活能力、学习能力、工作能力和社会交往能力明显减退的综合征。患者的认知功能损害涉及记忆、学习、定向、理解、判断、计算、语言、视空间功能、分析及解决问题能力,在病程的某一阶段常伴有精神、行为和人格异常。

2. 发病概况　　根据发病年龄的不同,可以分为早发性认知障碍和晚发性认知障碍。世界卫生组织和阿尔茨海默病协会把发病年龄在 60 岁及以上的老年人定义为晚发性认知障碍患者,这部分人群发病率占患病总人数的 95％以上。

知识链接　　认知障碍概念的演变

痴呆症(dementia)来自拉丁语(demens),de 意指"远离"mens 意指"心智",发病年龄大都在 60 岁及以上,因此又被称为老年痴呆症,但此称谓有"歧视"之意。从 2010 年起,中国香港地区正式将痴呆症更名为"脑退化症",中国台湾地区称痴呆症为"认知障碍"。本书中称之为"认知障碍"。

二、分类及症状特征

引起认知障碍的原因繁多,目前学术界根据是否为变性病、病变部位以及发病和进展速度进行分类,如按是否为变性病可分为变性病和非变性病,前者主要包括阿尔茨海默病(alzheimer's disease,AD)、路易体认知障碍(dementia with Lewy bodies,DLB)、额颞叶变性认知障碍(frontotemporal lobar degeneration,FTLD)、帕金森病认知障碍(parkinson disease with dementia,PDD)等。后者常见的有血管性认知障碍(vascular dementia,VD)、颅脑损伤感染等引起的认知障碍、酒精相关型认知障碍(alcohol related dementia)及艾滋病型认知障碍(acquired immunodeficiency syndrome dementia)。我们以阿尔茨海默病、血管性、路易体和额颞叶变性四型为主进行介绍,其特点及症状分别描述如下:

（一）阿尔茨海默病

它是引起认知障碍的最主要原因,占总发病率的 50％～70％。调查数据显示,中国阿尔茨海默病患者呈倍数增长,65 岁及以上老年人年龄每增长 5 岁,其患病风险会增加 1 倍。1999 年,我国患病人数仅为 300 万人,而 2016 年就达到了 900 万人,居世界首位;预计到 2050 年,患病人数将高达 3 600 万人。医学界预期患者数量将随着人口老龄化的加剧而增加。

1. 原因　　尚未明确,脑组织特征性的病理改变是 β 淀粉样蛋白沉积形成斑

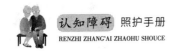
块（Aβ）及 tau 蛋白过度磷酸化形成的神经原纤维缠结（NFT），这些病理改变使神经元信息传递障碍导致脑细胞萎缩甚至死亡。虽然具体发病原因尚未明确，但是科学家们认为在症状出现的若干年前大脑就已经开始发生此类病理改变。

2. 特点　阿尔茨海默病患者的神经递质之一——乙酰胆碱的含量明显低于正常同龄者。随着病程发展，不同部位的脑细胞发生萎缩，而且以管理记忆功能的大脑区域为主要萎缩部位，故记忆力减退为最早症状之一，其他罕见症状包括视力和语言受损、定向力障碍、失语、失用、失认等。

3. 发病过程及症状　病程多呈缓慢、持续和不可逆性发展。一般情况下自发病到死亡持续时间为 7～10 年，由于个体差异性，疾病所呈现的症状和体征也有很大区别，典型的临床病程可分为三期。

（1）初期（2～3 年）：以记忆障碍、定向障碍、不安、抑郁、健忘为首发症状，如经常忘记近期事件和重要谈话，记不起物品存放地点和物品的名称，无法选用合适的词汇来表达，重复提问同一个问题，判断与决定能力下降，对新鲜事物提不起精神。情绪变化无常，如焦虑、躁狂或困惑，工作、学习和日常生活均受到影响。

（2）中期（4～5 年）：记忆障碍加重，对曾经熟悉的人和地点回忆不起来，对家人和朋友出现识别困难。视觉空间失调，出现颜色及动态变化识别困难，无法辨别日期、时间，有 BPSD 的各种症状，步行和坐姿不稳、身体机能下降、食欲下降、体重减轻、易患感染性疾病、语言与发声失调，出现吞咽功能障碍、睡眠障碍、情绪障碍，如严重焦虑、忧郁及躁狂症状加重，可出现幻视或幻听。大部分患者此期需要他人帮助来维持日常生活。

（3）末期（2～3 年）：原有症状加重，对本人、家属和照顾者影响较大。如并发感染性疾病的发作期可出现严重的幻觉与谵妄，以主诉"看到蜘蛛和兔子"比较常见。可出现行为暴力或不说话、大小便失禁、认知功能丧失、吞咽功能严重障碍、主动性下降、意志减弱。长期卧床的患者体重持续性下降。部分患者完全失去正常生活自理能力。

注：BPSD 的各种症状即行为精神症状，包括暴言、暴力、攻击性（大声说话、动手打人）；抵抗照护（抗拒入浴或更换衣服）；徘徊（来回走动，无目的地想外出）；饮食行为异常（什么东西都吃）；幻觉（"看到"实际不存在的事物）；不安、焦躁（平静不下来、易焦躁）；抑郁（情绪低落、提不起精神）；睡眠障碍（昼夜颠倒）；妄想（总是怀疑自己的物品或钱包被盗）。

（二）血管性认知障碍

它是认知障碍的第二大常见类型。

1. 原因　由于脑血管疾病引起的血流量减少或受阻，导致营养物质无法满足脑细胞的需求，引起神经元死亡。常见于脑梗死、脑出血、脑缺血缺氧等。有肥胖、吸烟、糖尿病、高血压、低血压、脑卒中病史者为高发人群。

2. 特点　随受损的部位及程度不同而表现出不同的症状与体征。通常会相继出现记忆衰退，思维和判断力下降。当三组症状同时出现时会逐渐影响正常生活，此时，就可以称之为认知障碍，此类型较容易被诊断。

3. 发展与症状　根据病程发展可分为发作型和慢性型，病程发展的过程与脑血管病变的再次发作有密切关系，呈阶梯式加重。临床实践中也可根据病因、累及的血管和脑细胞受损的部位分为脑卒中相关性、脑卒中后续性、单部位或多部位梗死性、皮质下动脉硬化性和混合性认知障碍。不同种类血管性认知障碍的症状大多相似，症状随病程发展可出现不同之处。

（1）早中期：首发症状为计划、组织、决定或解决问题的能力下降，执行程序步骤困难（如做饭），思维缓慢，注意力不集中或短时期内突然感到困惑。早期也可以出现短暂性记忆丧失，语句不清或不连贯，视觉空间障碍如无法识别 3D 物体。本类型的另一特征是情绪变化明显，一天或几个小时之内从心情愉悦到大哭大笑，以早期表现更为明显，患者能意识到认知障碍对自身的影响，也担心会对自己的未来生活及对家人和家庭产生影响。对人和事物可表现为冷漠、抑郁和焦虑。

其他伴随症状根据具体病因有所不同，脑卒中后继发性认知障碍常伴有偏瘫、四肢功能减弱、视力和语言障碍等。膀胱功能失调为皮质下动脉硬化性的早期表现，伴有身体一侧虚弱、步态不稳易摔跤、面部表情缺失或吐字不清。

（2）中晚期：血管性认知障碍的病程发展速度与模式差异性很大，但最终都呈进行性加重。脑卒中相关性认知障碍的发展呈阶梯式发展，中间的稳定期可持续很长一段时间，直至下一次脑卒中发生时对大脑造成又一次损伤，原有认知障碍的症状明显加重，或出现新的症状。皮质下动脉硬化性也会出现阶梯式发展，但是大部分人群因大脑皮质下的脑白质病变蔓延，症状呈缓慢持续性恶化。

中晚期血管性认知障碍出现的困惑、迷失自我、逻辑推理、语言能力损害等

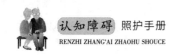
症状更加严重。近期记忆丧失明显加剧,如对短期间发生的事件或名字无法回忆。日常生活自理能力如个人卫生清洁、吃饭、穿衣功能部分或全部丧失,情绪易怒、骚动,侵略性行为和睡眠方式改变(日夜颠倒、夜间漫游)。典型的情绪改变与本人以前的表现截然相反,如一向知书达礼、待人温和,转变为语言粗暴、不可理喻甚至破口大骂,偶尔也会出现妄想和幻觉,"看见"根本不存在的事物。

患者晚期完全不能觉察周围发生的事情,行走困难直至长期卧床,大小便失禁,身体机能日渐衰退,需要依赖照护者帮助完成一切日常生活活动。

血管性认知障碍的退化速度与脑卒中的次数和发生的部位有关。一般情况下,自出现症状开始平均生存期约为 5 年,大部分的死亡原因为脑卒中的再次复发和心脏病。

（三）路易体认知障碍

不常见,且很容易被误诊为阿尔茨海默病。

1. 原因 本类型以发现此蛋白的德国医生 Lewy Bodies 命名。由微小的 Alpha Synuclein 蛋白质在整个神经元上聚集沉积而导致脑细胞死亡。神经元出现 Alpha Synuclein 蛋白沉淀的原因以及此蛋白引起认知障碍的机制目前仍未明确,但与此有关联的因素为传递神经元信息的内分泌物质乙酰胆碱与多巴胺的含量减少和神经细胞之间失去突触联系导致细胞死亡。

2. 特点 由于路易体蛋白也是引起帕金森综合征的主要原因,路易体认知障碍患者的中晚期可演变为帕金森认知障碍,其症状和路易体认知障碍的症状非常相似,临床很难做出明确诊断。本类型以运动中枢受损症状为主,以认知障碍为辅。

3. 发展与症状 与其他种类的认知障碍一样,早期对患者的影响不明显,随着病程发展会持续性加重,最终影响患者的日常生活。认知障碍患者出现的症状差异性大,通常会有阿尔茨海默病和帕金森综合征的混合表现。

(1)注意力和视觉功能异常:为路易体认知障碍的典型表现,注意力和视觉功能正常和异常之间的交替往往没有征兆,持续时间可能从几分钟至几个小时不等。特征性表现可出现观望上空很久或短时间内语言障碍。患者可出现空间判断障碍,很难判断物体的具体位置或三维空间,例如无法准确判断身体和座椅之间的距离,坐下时会坐空,或走路不稳,或下楼摔倒,行动缓慢,记忆力减退,部分患者有忧郁症状。

(2)幻觉与妄想:多出现于早期,以幻视常见,经常会"看到"人或动物,如兔子、老鼠、蜘蛛等,甚至可以生动地对细节加以描述。部分患者会出现错觉,如看到物体的影子误认为是其他东西,认为晾衣架上的衣服是人吊在树上,看到树枝的影子映入室内觉得是灵魂等。少数患者会出现幻听,如向人描述夜间听到脚步声或敲门声。

由于产生了幻觉,如半夜经常听到敲门或脚步声,误认为有陌生人住在家里、配偶有外遇等,这种情况会使患者精神长期处于紧张状态而导致谵妄的发生。

(3)行动问题:据临床资料统计,路易体认知障碍患者被确诊时,已有 2/3 的人群出现了不同程度的行动困难,并且随病程发展,行动困难的患者数量会逐渐增加,其临床表现与帕金森综合征相似,如移动缓慢、走路时脚拖地、胳膊和腿僵硬、面部无表情。患者的身体姿势会出现特征性的改变,如哈腰、小步态行走、行动不平稳、手脚静止性颤抖。行动问题明显增加了患者摔跤的风险。

(4)睡眠障碍:睡眠障碍为路易体认知障碍的又一明显特征,早期表现为白天犯困、易入睡,晚上烦躁不安、难入眠。另一种为在快速动眼睡眠时相出现行为紊乱,表现为在睡眠中出现各种不自主运动或行为异常,如拳打脚踢、翻滚喊叫、打人、性攻击等猛烈粗暴动作,半数患者还会出现颜面、口周及肢体的不自主运动,并伴有生动、惊人的梦境,常会引起自伤或伤及同睡者。

其他早期症状还包括嗅觉功能减弱或丧失、便秘、小便失禁、晕厥等。

(5)晚期症状:路易体认知障碍病程持续性加重,各种症状不同程度恶化。随着认知和记忆力的逐渐退化,此阶段与阿尔茨海默病的中晚期相似。患者常伴有挑战性行为问题,如烦躁不安、坐立不定、大声吼叫等。

运动方面表现为行动更缓慢、稳定性更差,跌倒更为常见。晚期大部分患者会出现语言困难、吞咽障碍及由此所致的呛咳与吸入性肺炎、营养不良,最终完全依靠他人来完成所有日常生活。病程的长短因人而异,从发病早期开始到死亡为 8~10 年。

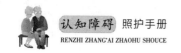 帕金森综合征认知障碍和路易体认知障碍的区别

帕金森综合征认知障碍通常先出现运动症状异常，大约间隔1年后再出现认知功能衰退。

路易体认知障碍以认知功能减弱出现为先或者与运动症状同时出现。

（四）额颞叶变性认知障碍

少见类型。

1. 原因　尚不完全明确，目前认为与遗传、疾病和生活习惯等综合影响有关。尸检显示，TAU基因突变使得TAU蛋白异常堆积产生的毒性对神经细胞产生损害，从而引发相对应的症状。

2. 特点　与高龄无紧密关联，患者多为65岁以下老年人，有家族遗传倾向，主要是对大脑的额叶和两侧颞叶造成损伤。人体的额叶区辅助思维、计划，与个体的需求和情感有关；两侧颞叶区掌管分析文字、物体名称、识别面孔与熟悉的物体。当这些区域受损时，患者会出现性格改变、行为异常、情绪暴躁、语言交流困难等。

3. 症状与发展　典型的症状包括行为改变、语言障碍和语意型认知障碍，患者可能出现三组症状中的一种或多种。早期症状差异不明显，以行为改变为最常见，可表现为抑制力和控制力丧失，如对周围的人当场作负面评价或羞辱，对周围的人和事失去兴趣，没有同情心，重复做某件事情和问某个问题，或对食物的欲望增强，喜欢进食多糖、多脂类食物。早期一般不会有认知和记忆障碍。

语言障碍通常表现为语句缓慢，说话吞吞吐吐，语句不通，无法理解复杂句子，甚至交流困难。

语意型认知障碍表现为语句通畅但空洞无意义，无法理解简单名词，如什么是面包；用词困难，如说话时不知如何选用词汇；无法识别熟悉的人和常见的物体。

晚期症状与其他类型类似，症状会持续性加重，出现认知和记忆力障碍以至于完全依靠他人帮助来完成日常生活，病程8~10年。

第二节 认知障碍诊断

由于认知障碍是以不可逆的、持续性的功能退化为特征的疾病,目前没有治愈药物。此病的诊断与确诊无论是对患者,还是对其亲属来说,都是非常痛苦的煎熬,部分患者亲属对此持排斥态度。但是早期诊断与早期干预对延缓病症、提高患者的生活质量、提前规划未来生活及安抚家属的精神心理均有非常好的预期效果。

认知障碍的诊断需要一个完整的医疗和神经心理学评估。目前涉及的诊断项目主要包括既往史、体格和实验室检测、功能检测及影像学辅助检查。只有准确的诊断才能让照护者理解患者为什么会出现相应的症状,以便帮助照护者更好地制订以人为中心的现在与未来的照护计划。

一、既往史

1. 个人生活史 包括平时的生活习惯、职业、爱好。

2. 历史病症回顾 什么时候开始出现异常变化? 包括哪些症状? 出现在一天的什么时间段? 有无诱因? 什么方法可以减轻或缓解症状? 对生活造成了什么样的影响?

3. 原有疾病与用药史 是否有高血压、高血脂、高血糖、脑卒中以及精神病史等? 目前服用什么药物? 特别要注意观察部分药物的副作用是否会引起认知能力下降或增加认知障碍风险。

4. 有无家族认知障碍史 照护者或关系密切的朋友需要提供准确有效的个人信息,以帮助医护人员做出有效的初步诊断。

二、体格及实验室检查

1. 体格检查 一般检查项目包括体温、脉搏、呼吸、血压、步态、面容、皮肤黏膜、心、肺、肝、肾、四肢及关节活动度等;神经系统查体包括意识、运动系统、感觉系统、反射和脑膜刺激征等检查。

2. 实验室检查 通过血、尿及脑脊液检查排除感染性疾病,如尿路感染、维生素缺乏及代谢性疾病所造成的临时性认知障碍。欧洲《AD和其他认知障碍基本指南》建议进行以下项目的检查,用于提示或明确相关病因或伴随疾病:全

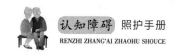
血细胞计数、红细胞沉降率、血电解质、血糖、血脂、血钙、肝肾功能和甲状腺素水平，必要时可以进行维生素 B_{12}、艾滋病和梅毒血清学检测。脑脊液中 Tau 蛋白含量的升高和 $A\beta42$ 的降低则是 AD 的特征性病理改变。

三、功能检测

常用的诊断项目包括：

（一）简易精神状态检查（Mini-mental State Examination，MMSE）

能全面、准确、迅速地反映被试者智力状态及认知功能缺损程度（表 1-1）。

表 1-1　简易精神状态检查表

简易精神状态评价量表（MMSE）				
定向力（10分）	1. 现在是（5分）	星期几？	1分	
		几号？	1分	
		几月？	1分	
		什么季节？	1分	
		哪一年？	1分	
	2. 我们现在在哪里？（5分）	省市？	1分	
		区或县？	1分	
		街道或乡？	1分	
		什么地方？	1分	
		第几层楼？	1分	
即刻记忆力（3分）	3. 现在我要说三种东西，在我说完后，请重复说一遍，请记住这三样东西，因为几分钟后要再问您的。（3分）	皮球	1分	
		国旗	1分	
		树木	1分	
注意力和计算力（5分）	4. 请您算一算 100−7＝?，连续说 5 次。（若说错了，但下一个答案正确，只记一次错误）(5分)	93	1分	
		86	1分	
		79	1分	
		72	1分	
		65	1分	

续表

简易精神状态评价量表（MMSE）				
回忆 能力 （3 分）	5.请说出我刚才告诉您让您记住的那些东西（3 分）	皮球	1 分	
		国旗	1 分	
		树木	1 分	
语言 能力 （9 分）	6.命名能力（2 分）	出示手表，问这个是什么东西	1 分	
		出示钢笔，问这个是什么东西	1 分	
	7.复述能力（1 分）	我现在说一句话，请跟我清楚地重复一遍（四十四只石狮子）	1 分	
	8.阅读能力（1 分）	请您念念这句话，并按上面意思去做（闭上眼睛）	1 分	
	9.三步命令（3 分） 我给您一张纸，请您按我说的去做，现在开始	用右手拿着这张纸	1 分	
		用两只手将它对折起来	1 分	
		放在您的左腿上	1 分	
	10.书写能力（1 分）	要求受试者自己写一句完整的句子（句子必须有主语、谓语、有意义）	1 分	
	11.结构能力（1 分）	（出示图案）请你照上面的图案画下来	1 分	

评估总分

注：总分 30 分，分数值与受教育程度有关，文盲≤17 分，小学程度≤20 分，中学或以上程度≤24 分，为有认知功能缺陷，以上为正常。13～23 分为轻度认知障碍，5～12 分为中度认知障碍，<5 分为重度认知障碍。

（二）蒙特利尔认知评估量表

蒙特利尔认知评估（montreal cognitive assessment,MoCA）（表 1 - 2）是可以用来对轻度认知功能异常者进行快速筛查的评定工具。包含有不同的认知

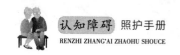

领域:注意与集中、执行功能、记忆、语言、视空间技能、抽象思维、计算和定向力。完成 MoCA 检查大约需要 10 分钟。本量表总分为 30 分。

表 1-2　蒙特利尔认知评估量表(MoCA)

姓名:　　　性别:　　　年龄:　　　教育年限:　　　评估日期:

视空间与执行功能	得分

画钟表(11 点 10 分)(3 分)

戊　甲
5　乙　2
结束
1
开始
丁　4
丙
3

复制立方体

[ ]　　　　[ ] 轮廓[ ] 指针[ ] 数字[ ] 　__/5

命名	

[ ]　　　[ ]　　　[ ] 　__/3

记忆	读出下列词语,然后由患者重复上述过程,重复2次,5分钟后回忆		面孔	天鹅绒	教堂	菊花	红色	不计分
		第一次						
		第二次						

注意	读出下列数字,请患者重复(每秒1个)	顺背[ ] 21854	__/2
		倒背[ ] 742	

读出下列数字,每当数字出现1时,患者敲一下桌面,错误数大于或等于2不给分

[ ]52139411806215194511141905112 　__/1

续表

视空间与执行功能					得分
100 连续减 7	〔　〕93　〔　〕86　〔　〕79　〔　〕72　〔　〕65				＿/3

4～5 个正确得 3 分,2～3 个正确得 2 分,1 个正确得 1 分,0 个正确得 0 分

							得分
语言	重复	"我只知道今天张亮是帮过忙的人"〔　〕					＿/2
		"当狗在房间里的时候,猫总是藏在沙发下"〔　〕					
	流畅性	在 1 分钟内尽可能多地说出动物的名字〔　〕＿＿＿＿ ＿(N≥ 11 名称)					＿/1
抽象	词语相似性:香蕉—橘子＝水果　〔　〕火车—自行车　〔　〕手表—尺子						＿/2
延迟回忆	没有提示	面孔	天鹅绒	教堂	菊花	红色	
		〔　〕	〔　〕	〔　〕	〔　〕	〔　〕	
选项	类别提示	只在没有提示 的情况下给分					＿/5
	多选提示						
定向	〔　〕星期　〔　〕月份　〔　〕年　〔　〕日　〔　〕地点　〔　〕城市						＿/6
正常≥26/30					总分 ＿/30 教育年限≤12 年加 1 分		

1. 交替连线测验

(1)指导语:"我们有时会用'123……'或者汉语的'甲乙丙……'来表示顺序。请您按照从数字到汉字并逐渐升高的顺序画一条连线。从这里开始〔指向数字(1)〕,从 1 连向甲,再连向 2,并一直连下去,到这里结束〔指向汉字(戊)〕。"

(2)评分:当患者完全按照"1-甲-2-乙-3-丙-4-丁-5-戊"的顺序进行连线且没有任何交叉线时给 1 分。当患者出现任何错误而没有立刻自我纠正时,给 0 分。

2. 视空间技能(立方体)

(1)指导语(检查者指着立方体):"请您照着这幅图在下面的空白处再画一遍,并尽可能精确。"

(2)评分:完全符合下列标准时,给 1 分。

①图形为三维结构;②所有的线都存在;③无多余的线;④相对的边基本平

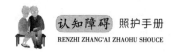
行,长度基本一致(长方体或棱柱体也算正确)。

上述标准中,只要违反其中任何一条,即为 0 分。

3. 视空间技能(钟表)

(1)指导语:"请您在此处画一个钟表,填上所有的数字并指示出 11 点 10 分。"

(2)评分:符合下列三个标准时,分别给 1 分。

轮廓(1 分):表面必须是个圆,允许有轻微的缺陷(如圆没有闭合)。

数字(1 分):所有的数字必须完整且无多余的数字;数字顺序必须正确且在所属的象限内;可以是罗马数字;数字可以放在圆圈之外。

指针(1 分):必须有两个指针且一起指向正确的时间,时针必须明显短于分针,指针的中心交点必须在表内且接近钟表的中心。

上述各项目的标准中,如果违反其中任何一条,则该项目不给分。

4. 命名

(1)指导语:自左向右指着图片问患者:"请您告诉我这个动物的名字。"

(2)评分:每答对一个给 1 分。正确回答是:①狮子;②犀牛;③骆驼或单峰骆驼。

5. 记忆

(1)指导语:检查者以每秒钟 1 个词的速度读出 5 个词,并向患者说明:"这是一个记忆力测验。在下面的时间里我会给您读几个词,您要注意听,一定要记住。当我读完后,把您记住的词告诉我。回答时想到哪个就说哪个,不必按照我读的顺序。"把患者回答正确的词在第一试的空栏中标出。当患者回答出所有的词,或者再也回忆不起来时,把这 5 个词再读一遍,并向患者说明:"我把这些词再读一遍,您努力去记并把您记住的词告诉我,包括您在第一次已经说过的词。"把患者回答正确的词在第二试的空栏中标出。

第二试结束后,告诉患者一会儿还要让其回忆这些词:"在检查结束后,我会让您把这些词再回忆一次。"

(2)评分:这两次回忆不记分。

6. 注意

(1)数字顺背广度。指导语:"下面我说一些数字,您仔细听,当我说完时您就跟着照样背出来。"按照每秒钟 1 个数字的速度读出这 5 个数字。

(2)数字倒背广度。指导语:"下面我再说一些数字,您仔细听,但是当我说完时您必须按照原数倒着背出来。"按照每秒钟 1 个数字的速度读出这 5 个数字。

评分:复述准确,每一个数列分别给 1 分(注:倒背的正确回答是 2 - 4 - 7)。

(3)警觉性。指导语:检查者以每秒钟 1 个的速度读出数字串,并向患者说明:"现在我朗读一组字母,每当我读到 A 时请用手敲打一下。其他的字母不要敲打。"测试员以每秒钟 1 个的速度朗读字母序列。

评分:如果完全正确或只有一次错误则给 1 分,否则不给分(错误是指当读 A 的时候漏敲,或读其他字母时误敲)。

(4)连续减 7。指导语:"现在请您做一道计算题,从 100 中减去一个 7,而后从得数中再减去一个 7,一直往下减,直到我让您停下为止。"如果需要,可以再向患者讲一遍。

评分:本条目总分 3 分。全部错误记 0 分,1 个正确给 1 分,2~3 个正确给 2 分,4~5 个正确给 3 分。从 100 开始计算正确的减数,每一个减数都单独评定,也就是说,如果患者减错了一次,而从这一个减数开始后续的减 7 都正确,则后续的正确减数要给分。例如,如果患者的回答是 93 - 85 - 78 - 71 - 64,85 是错误的,而其他的结果都正确,因此给 3 分。

7. 句子复述

(1)指导语:"现在我要对您说一句话,我说完后请您把我说的话尽可能原原本本地重复出来(暂停一会儿):我只知道今天张亮是过来帮忙的人。"患者回答完毕后:"现在我再说另一句话,我说完后请您也把它尽可能原原本本地重复出来。"(暂停一会儿)"狗在房间的时候,猫总是躲在沙发下面。"

(2)评分:复述正确,每句话分别给 1 分。复述必须准确。注意复述时出现的省略(如,省略了"只""总是")以及替换/增加(如"我只知道今天张亮……"说成"我只知道张亮今天……";或"房间"说成"房子"等)。

8. 词语流畅性

(1)指导语:"请您尽量多地说出以'发'字开头的词语或俗语,如'发财'。时间是 1 分钟,您说得越多越好,越快越好,尽量不要重复。"

(2)评分:在 1 分钟内说出 11 个或者更多的词语则记 1 分。同时在空白处记下患者的回答内容。

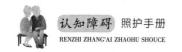
9. 抽象　让患者解释每一对词语在什么方面相类似,或者说它们有什么共性。指导语从例词开始。

(1)指导语:"请您说说橘子和香蕉在什么方面相类似?"如果患者回答的是一种具体特征(如,都有皮或都能吃等),那么只能再提示一次:"请再换一种说法,它们在什么方面相类似?"如果患者仍未给出准确回答(水果),则说:"您说的没错,也可以说它们都是水果。"但不要给出其他任何解释或说明。

在练习结束后,说:"您再说说火车和自行车在什么方面相类似?"当患者回答完毕后,再进行下一组词:"您再说说手表和尺子在什么方面相类似?"不要给出其他任何说明或启发。

(2)评分:只对后两组词的回答进行评分。回答正确,每组词分别给 1 分。只有下列的回答被视为正确。

火车和自行车:运输工具;交通工具;旅行用的。手表和尺子:测量仪器;测量用的。

下列回答不能给分。火车和自行车:都有轮子。手表和尺子:都有数字。

10. 延迟回忆　指导语:"刚才我给您读了几个词让您记住,请您再尽量回忆一下,告诉我都有什么词?"对未经提示而回忆正确的词,在下面的空栏中打钩(√)作标记。

11. 定向

(1)指导语:"告诉我今天是什么日期。"如果患者回答不完整,则可以分别提示患者:"告诉我现在是(哪年,哪月,今天确切日期,星期几)。"然后再问:"告诉我这是什么地方,它在哪个城市?"

(2)评分:每正确回答一项给 1 分。患者必须回答精确的日期和地点(医院、诊所、办公室的名称)。日期上多一天或少一天都算错误,不给分。

总分:把右侧栏目中各项得分相加即为总分,满分 30 分。量表设计者的英文原版应用结果表明,如果受教育年限≤12 年则加 1 分,最高分为 30 分。≥26 分属于正常。

(三)精神状态评估表

见表 1 - 3。

表 1-3 精神状态评估表

认知障碍功能	测验	"我说三样东西,请重复一遍,并记住,一会儿会问您:苹果、手表、国旗。"
		(1)画钟测验:"请在这儿画一个圆形时钟,在时钟上标出 10 点 45 分。"
		(2)回忆词语:"现在请您告诉我,刚才我要您记住的三样东西是什么?" 答:_____、_____、_____(不必按顺序)
	评分 □分	0分,画钟正确(画出一个闭锁圆,指针位置准确),且能回忆出 2~3 个词
		1分,画钟错误(画的圆不闭锁,或指针位置不准确),或只回忆出 0~1 个词
		2分,已确诊为认知障碍
攻击行为	□分	0分,无身体攻击行为(如打/踢/推/咬/抓/摔东西)和语言攻击行为(如骂人、语言威胁、尖叫)
		1分,每月有几次身体攻击行为,或每周有几次语言攻击行为
		2分,每周有几次身体攻击行为,或每日有语言攻击行为
抑郁症状	□分	0分,无
		1分,情绪低落、不爱说话、不爱梳洗、不爱活动
		2分,有自杀念头或自杀行为
精神状态总分	□分	
精神状态分级	□级	0 能力完好:总分为 0 分 1 轻度受损:总分为 1 分 2 中度受损:总分 2~3 分 3 重度受损:总分 4~6 分

（四）感知觉与沟通评估表

见表 1-4。

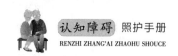
表 1-4 感知觉与沟通评估表

意识水平	□分	0分,神志清醒,对周围环境警觉
		1分,嗜睡,表现为睡眠状态过度延长。当呼唤或推动患者的肢体时可唤醒,并能进行正确的交谈或执行指令,停止刺激后又继续入睡
		2分,昏睡,一般的外界刺激不能使其觉醒,给予较强烈的刺激时可有短时的意识清醒,醒后可简短回答提问,当刺激减弱后又很快进入睡眠状态
		3分,昏迷,处于浅昏迷时对疼痛刺激有回避和痛苦表情;处于深昏迷时对刺激无反应(若评定为昏迷,直接评定为重度失能,可不进行以下项目的评估)
视力: 若平日戴老花镜或近视镜,应在佩戴眼镜的情况下评估	□分	0分,能看清书报上的标准字体
		1分,能看清楚大字体,但看不清书报上的标准字体
		2分,视力有限,看不清报纸大标题,但能辨认物体
		3分,辨认物体有困难,但眼睛能跟随物体移动,能看到光、颜色和形状
		4分,没有视力,眼睛不能跟随物体移动
听力: 若平时佩戴助听器,应在佩戴助听器的情况下评估	□分	0分,可正常交谈,能听到电视、电话、门铃的声音
		1分,在轻声说话或说话距离超过2米时听不清
		2分,正常交流有些困难,需在安静的环境下或大声说话才能听到
		3分,讲话者大声说话或说话很慢,才能部分听见
		4分,完全听不见

续表

沟通交流： 包括非语言沟通	□分	0分,无困难,能与他人正常沟通和交流
		1分,能够表达自己的需要及理解别人的话,但需要增加时间或给予帮助
		2分,表达需要或理解有困难,需频繁重复或简化口头表达
		3分,不能表达需要或理解他人的话
感知觉与沟通分级	□级	0级能力完好:意识清醒,且视力和听力评为0或1,沟通评为0
		1级轻度受损:意识清醒,但视力或听力中至少有一项评为2,或沟通评为1
		2级中度受损:意识清醒,但视力或听力中至少有一项评为3,或沟通评为2;或嗜睡,视力或听力评定为3及以下,沟通评定为2及以下
		3级重度受损:意识清醒或嗜睡,但视力或听力中至少有一项评为4,或沟通评为3;或昏睡/昏迷

（五）社会参与度评估表

见表1-5。

表1-5　社会参与度评估表

生活能力	□分	0分,除个人生活自理外(如饮食、洗漱、穿戴、二便),能料理家务(如做饭、洗衣)或当家管理事务
		1分,除个人生活自理外,能做家务,但质量不高,家庭事务安排欠条理
		2分,个人生活能自理;只有在他人帮助下才能做些家务,但质量不高
		3分,个人基本生活事务能自理(如饮食、二便),在督促下可洗漱
		4分,个人基本生活事务(如饮食、二便)需要部分帮助或完全依赖他人帮助

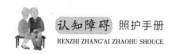
续表

工作能力	□分	0分,原来熟练的脑力工作或体力技巧性工作可照常进行
		1分,原来熟练的脑力工作或体力技巧性工作能力有所下降
		2分,原来熟练的脑力工作或体力技巧性工作明显不如以往,部分遗忘
		3分,对熟练工作只有一些片段保留,技能全部遗忘
		4分,对以往的知识或技能全部磨灭
时间/空间定向	□分	0分,时间观念(年、月、日、时)清楚;可单独出远门,能很快掌握新环境的方位
		1分,时间观念有些下降,年、月、日清楚,但有时相差几天;可单独来往于近街,知道现住地的名称和方位,但不知回家路线
		2分,时间观念较差,年、月、日不清楚,可知上半年或下半年;只能单独在家附近行动,对现住地只知名称,不知道方位
		3分,时间观念很差,年、月、日不清楚,可知上午或下午;只能在左邻右舍间串门,对现住地不知名称和方位
		4分,无时间观念;不能单独外出
人物定向	□分	0分,知道周围人们的关系,知道祖孙、叔伯、姑姨、侄子、侄女等称谓的意义;可分辨陌生人的大致年龄和身份,可用适当称呼
		1分,只知家中亲密近亲的关系,不会分辨陌生人的大致年龄,不能称呼陌生人
		2分,只能称呼家中人,或只能照样称呼,不知其关系,不辨辈分
		3分,只认识常同住的亲人,可称呼子女或孙子、孙女,可辨熟人和生人
		4分,只认识保护人,不辨熟人和生人

续表

社会交往能力	□分	0分,参与社会,在社会环境中有一定的适应能力,待人接物恰当
		1分,能适应单纯环境,主动接触人,初见面时难以让人发现有智力问题,不能理解隐喻语
		2分,脱离社会,可被动接触,不会主动待人,谈话中很多不适词句,容易上当受骗
		3分,勉强可与人交往,谈吐内容不清楚,表情不恰当
		4分,难以与人接触
社会参与总分	□分	上述5个项目得分之和
社会参与分级	□级	0级能力完好:总分0~2分 1级轻度受损:总分3~7分 2级中度受损:总分8~13分 3级重度受损:总分14~20分

四、影像学检查

医用影像学技术彻底改变了我们对大脑结构和功能的认识和理解。由于认知障碍伴有大脑萎缩或脑室体积的变化,可利用影像检查脑的形态和功能(见表1-6、表1-7)。

表1-6 不同类型影像学技术检查的适应证

测试脑形态的影像检查	测试脑机能的影像检查
CT	SPECT(脑血流显像)
脑断面摄影,检查是否有萎缩或变化,也可以根据脑的受损部位不同明确引起认知障碍的病因	检查脑血流量,阿尔茨海默型认知障碍初期,脑的局部血流变差,对早期诊断有帮助
MRI(磁共振成像)	PET(正电子发射断层扫描)
可以检查是否有脑萎缩等或脑栓塞	通过检查脑内葡萄糖代谢,来确认脑的活动状况

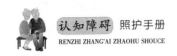
表 1-7 不同类型认知障碍影像学检查的特点

症状类型	检查特点
阿尔茨海默型认知障碍(图 1-1)	头部 MRI 检查显示:海马萎缩
脑血管性认知障碍(图 1-2)	脑梗死、脑出血、脑神经元受损或细胞死亡
路易体认知障碍	脑血流成像可显示视皮质血流量和功能异常
额颞叶变性认知障碍	MRI 显示额叶或前颞叶损害为主

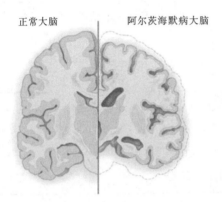

正常大脑　　　　阿尔茨海默病大脑

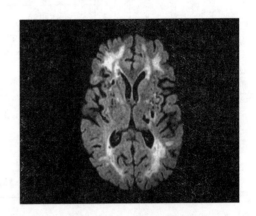

图 1-1 正常大脑与阿尔茨海默病大脑对比

图 1-2 脑血管性认知障碍

记忆力减退和痴呆是认知障碍最常见的症状,但并不是出现记忆力下降就意味着患上了认知障碍,我们也可以把某些记忆力减退看作是正常老化的一部分。日常生活中我们经常听到有人说,人老了记忆力肯定就不好了,或者中年人经常会说自己最近丢三落四,是不是得了认知障碍?虽然严重的记忆丧失为非正常的老化现象,必须引起重视,但是由于生活节奏的加快,个人承受的压力越来越大,需要记忆的事情实在繁多,而大脑的储存容量也是有限的,偶尔或短时间内出现遗忘现象是可以理解的。表 1-8 为正常老化与认知障碍引起的记忆力减退的区别。

表 1-8 正常老化与认知障碍记忆力减退的区别

正常老化引起的记忆力减退	预示认知障碍的症状
偶尔出现健忘,能够独立完成日常活动	忘记曾经熟悉的技能,难以应对简单日常生活,如洗漱、购物、穿衣

续表

正常老化引起的记忆力减退	预示认知障碍的症状
可以想起并描述遗忘的事件及所产生的影响	无法想起遗忘的事件及所产生的影响
对新的地方迷惑,对熟悉的地点不会迷失方向	对熟悉的地方完全不记得或迷失自我
偶尔会忘记个别词,但不影响正常交流	经常想不起来用什么字词来描述,重复说一个字或词,很难进行有意义的交流
可以正常判断是非,有决定与控制能力	计划、决定能力障碍,控制能力丧失,个性行为改变

第三节　理解认知障碍

一、照护是认知障碍防治的首要方法

(一)认知障碍研究的新发现

随着全球人口老龄化,公众对认知障碍越来越关切,同时,这也是让大家非常不愿意接受的"坏"消息。人们一度认为认知障碍就是大脑出了问题,因此陷入了只注重在医学领域内进行干预的误区,但治疗结果却令人很失望。"以人为中心"的照护模式发源人 Tom Kitwood(图 1-3)的临床研究指出,认知障碍是个体的性格、过去生活史、健康状态、感觉功能(如视力、听力)、神经系统、周围环境等生理、心理和社会因素失调后相互作用的结果,可通过家人及医护团队的协助来帮助患者适应与症状并存的生活,并实施"以人为中心"的个性化照护,在保证有尊严、拥有自我、身心需求得到满足的情况下安享晚年。认知障碍患者和其他正常人一样有权利享有高质量的生活。"以人为中心"的照护,对提高认知障碍患者的生活品质有正面的提升效果。

(二)如何做到同理心

1. 什么是同理心　同理心,就是进入并了解他人的内心世界,并将这种了解传达给他人的一种技术与能力,又叫作换位思考、神入、移情、共情。同理即通过自己对自己的认识,来认识他人。照护者在与认知障碍患者的交往过程

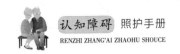
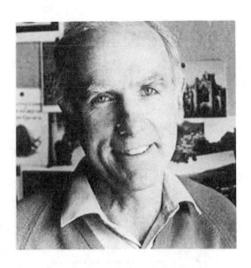

图 1-3　在"以人为本"的照护中,患有认知障碍的人的个人和
社会身份源于对他们所说和所做的事情。——Tom Kitwood

中,要能够体会认知障碍患者的情绪和想法,理解患者的立场和感受,并站在患者的角度思考和处理问题。

2. 表达同理心的主要步骤

(1)先收听自己的感觉(辨识情绪):同理心的起始是先收听自己的感觉。如果个体无法触及自己的内心,那也就无法体会别人的感受。因此,个体首先必须学会把自己调整到可以发掘自己的感受、体会这些感受的状态。

(2)表达出自己的感觉:选择表达感受的合适的方式和方法。

(3)收听他人的感觉:一旦个体的感受与表达方式不再受倾听别人所干扰,个体可以开始练习收听他人的感觉,帮助个体识别他人感受的线索很多。

(4)回答他人的感觉:个体一听到别人的感觉就会发出某种反应,并能让对方相信你确实在聆听,并且能体会他/她的感觉。

3. 如何表达同理心　有技巧地去感受他人的同理心是我们追求的目标。要想与患者建立良好的互动,需满足以下条件:

(1)基本态度:

①主动、专注倾听。

②无条件地正面关怀与接纳,不批评患者当时的想法、感受和行为。

③正确理解同理心,将心比心,换位思考,表达对患者所说的经历、感受的

理解。

④尊重、真诚的态度。

⑤适时进行澄清与恰当的反应。

(2)基本步骤：

①强化拟情力是前提条件。发展同理心之前，首先强化拟情力(模拟情绪的能力)。

②探讨自己的相关感觉、情绪、语意内容。

③揣摩患者所有的情绪(进入患者的角色中)。

④对患者的拟情(正确的情绪)表达出来。

⑤基本句型的掌握：您觉得(情绪的描述)，因为……

(3)同理心的三种型态：

①认知障碍同理心：如我知道你如何看待事情、我可以接受你的观点(知道并接受观点)。没有情绪参与，由逻辑和判断主导，可以是后天习得的，与每个人的阅历、行为有关。

②情感同理心：我能感同身受、当下感知他人反应。伴随情感反应由情绪和感性主导。情感同理心是天生而来，但可以随着个体的阅历、心境不同，有一定的增强或者减弱。

③移情关注：指双方无意识的移情利用，我能感觉到你需要帮助，我也乐意帮助。反移情对于工作人员来说是有害的，要用充分的理性来避免它的发生。

(4)表达方法：句型练习一(表 1-9)。

表 1-9　常用句型练习法

单字或词法	成语法
你觉得很懊恼	你觉得自作多情
你很高兴	你感到一无是处
你很气愤	你感到不屑一顾

句型练习二：

经验叙述(发生在患者身上的)，如：

"你觉得这件事很不公平"(表示不满、气愤等情绪)。

"你觉得压力很大"(表示忧虑、紧张等情绪)。

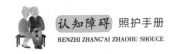
行为叙述(患者想采取的行动),如:

"你想打他一顿"(情绪是生气)。

"你真的想找个地洞钻下去"(情绪是羞愧、丢脸、没面子)。

(5)情绪辨识:练习情绪辨识是通往同理心的必经过程,有利于个体正确、敏锐地了解患者内心的感受,并将个体所理解的内容反馈给患者。

标定情绪是指事情发生时,个体能否正确反映并接纳自己(或对方)的情绪。标定情绪是正确学习和了解同理心的第一步。

例如,职场管理者会碰到以下情形:员工向你抱怨:"我加班加点做出来的专题报告,机构评比竟然比不上某某某的东抄西凑的内容,真是不公平,简直没有标准,所以我决定以后报告随便写写,不需要太认真了。"

以下有五种回答方式,你会采取哪一种?

①不会的,报告评比一定有它的标准,虽然无法保证百分之百公平,但是一定会尽量公平,你可能误会机构了。

②你不应该抱怨机构不公平,应该先自我检讨,一定是哪里写得不好才会输给某某某,机构评比一定有它的道理。

③你不要太难过,世上的事情就是如此,不公平的事太多了。只要你认为自己写得好就行,不必在乎别人的看法。

④你知道某某某的报告内容如何吗?和你的报告有什么不同吗?也许你应该要弄清楚,会对以后写报告有帮助。

⑤你认为机构对于报告的评比打分不公平,所以让你很生气。

上述的前四种回答方式似乎都想以"讲道理""分析情况""就事论事",甚至"机会教育"来解决员工的问题,却忽视了员工的真实感受。只有第五种的回答内容能让员工感受被接纳,他/她的爱与归属的需求才会被满足。因为被了解是一种令人舒服的状态,让人不再觉得自己被孤立,不需要再花力气去辩解、防卫,而是认为有人理解他/她,与他/她在一条战线上,产生"被关注""被接纳"的感觉。

同理,作为养老机构中服务患者的工作人员,要利用情绪辨识,换言之,事情发生时先辨识自己(或对方)的情绪如何,然后将之反映出来。因此,个体要先熟悉各种情绪字词,并了解常出现的情绪状态,最后加以练习,扩充你的情绪词汇库,待练习完成后,对情绪方有一定程度的了解及认识,才能将心比心,了解对方真正的情绪状态。

二、团队成员计划

(一)团队成员工作职责

1. 护士长和责任护士

(1)配合社工(客服)做好新入住患者的接待、评估工作。

(2)新入住患者进行自我介绍、入住介绍、房内设施使用方法的介绍。

(3)根据患者的合理需求及特殊情况制订个性化照护措施并督促实施,跟踪实施情况。

(4)对患者做到"十知道":房间号、姓名、性别、年龄、职业、身体健康状况、家庭基本情况、饮食、爱好、用药。

(5)负责整理患者照护记录。

(6)做好健康指导工作,与患者及亲属保持良好沟通。

2. 责任医生与医生助理

(1)配合社工(客服)做好新入住患者的接待、评估工作。

(2)做好患者的医疗保健工作,使患者能得到及时、方便、安全、有效的医疗保健服务。

(3)开展健康教育讲座。

(4)做好患者的各项档案记录。

3. 营养师

(1)配合社工(客服)做好新入住患者的接待、评估工作。

(2)以《中国老年人膳食指南》为指导,全面地对入院患者进行营养评价。根据患者身体情况制订个性化膳食谱,定期观测各项营养评价指标,及时予以改进。

4. 康复师

(1)配合社工(客服)做好新入住患者的接待、评估工作。

(2)患者入住时应及时开展康复评估,并将评估信息及时录入智慧评估管理系统,以便对患者的身体情况进行综合分析,并制订出合理的康复方案。

(3)根据评估结果确定功能康复的目标、措施和计划。

(4)及时对已接受康复治疗的患者进行阶段性评估和中期评估,终止康复

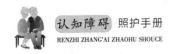
治疗后,对患者进行末期评估。

5. 社工(客服)

(1)负责做好新入住认知障碍患者的接待、评估工作。

(2)为认知障碍患者解答登记表填写说明。

(3)受理认知障碍患者及家属的反馈意见或投诉。

(4)负责认知障碍患者各项日常活动的开展。

6. 亲属与朋友

(1)配合工作人员做好患者的评估工作。

(2)签订入住协议及相关告知书。

(3)患者有病情变化时,需给出治疗意见。

(4)按院内规定定期来院探视患者,陪同患者参与相关活动。

（二）入住工作流程

(1)新入住患者到达前台,社工(客服)电话通知楼层护士长。

(2)楼层护士长至前台与客服专员共同完善老年人能力评估表。

(3)安排责任护士、医生、康复师接待入住患者及其亲属。

(4)责任护士、医生、康复师自我介绍,责任护士介绍楼层情况。

(5)6 小时内责任护士、医生为入住患者初步建立健康档案,新入住患者 72 小时内完成健康档案的建立及中医体质评估。

(6)康复师根据患者康复需求及时查房进行康复评估,制订康复计划,并合理落实治疗方案。

(7)24 小时内责任护士制订个性化照护计划。

(8)患者入住第 2 天,责任护士向护士长汇报并完善个性化照护计划(服务项目、服务标准)。

(9)护士长评估照护计划的实施情况,必要时向亲属反馈。

(10)护士长与亲属沟通,让亲属了解个性化照护计划实施的效果。

(11)护士长与患者沟通,开展患者适应性评估。

(12)根据适应性评估结果,进一步完善与实施个性化照护计划。

（三）团队工作的协调机制

责任护士每日巡房,发现患者有精神症状时向护士长及医生汇报,决定是否与亲属沟通或经与亲属沟通后决定是否请专科医生进一步诊治,医生经评估决定是否给予镇静及必要的约束。

（四）照护计划的效果评价

1. 评价的目的　了解患者的状况，检查照护质量，验证照护效果，积累照护经验。

2. 评价标准　制定早期、中期、晚期评价标准，了解照护计划是否合理，措施是否完成，患者状况是否有所改善（表 1 - 10）。

表 1 - 10　照护效果评价

评价阶段	具体内容	标准	
早期	日常生活自理（包括进食、穿衣、个人卫生、行走）	是	否
	积极参加院内活动，活动出勤率增加	是	否
	作息时间规律	是	否
	愿意与他人沟通，有朋友	是	否
	独自在房间的时间减少	是	否
	情绪稳定，适应环境	是	否
	无意外情况发生（误食、摔伤、走失、烫伤、自伤）	是	否
	亲属满意度提升	是	否
中期	自行进餐	是	否
	协助穿脱衣物	是	否
	使用助行器次数减少	是	否
	大小便污染次数减少	是	否
	夜起次数减少	是	否
	无意外情况发生（误食、摔伤、走失、烫伤、自伤）	是	否
	亲属满意度提升	是	否
晚期	皮肤完整性良好	是	否
	身体、床单无异味	是	否
	头面部清洁	是	否
	会阴部清洁	是	否
	指（趾）甲清洁	是	否
	亲属满意度提升	是	否

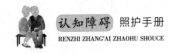
3. 评价效果验证

(1)护士每班进行查房,查看患者的精神状况及基本情况,对于异常情况及时与亲属沟通,并配合医生进行诊治。

(2)护士、医师、康复师、营养师每周进行一次综合评估,评估患者状况。

(3)护士每半个月对患者的情况进行跟踪记录,对于异常情况及时记录并汇报。

(4)护理部每月进行照护质量检查,检查照护计划是否落实到位。

(5)院内每季度进行患者亲属满意度调查。

(6)楼层定期对患者进行个案分析。

(7)根据效果评价及时调整照护执行计划。

各级护士应根据计划实施后的实际效果做出判断,对部分照护计划进行调整,以便更好地为患者提供优质的服务。

第2章

认知障碍照护计划的制订与评价

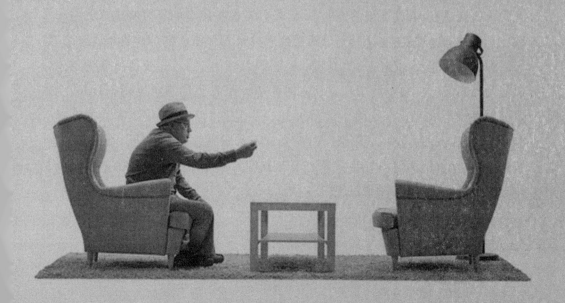

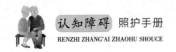
第一节　选择"以人为中心"的照护模式

一、"以人为中心"的照护模式

"以人为中心"的照护模式是以人为核心，通过围绕患者个人兴趣、能力、生活史和个性特点等有关的信息，在医护人员和家属共同参与下制订一个以"尊重、平等、互动"需求为原则的照护计划，实施、监督和效果反馈，对患者实施全方位照护，属于计划性、连续性事件。因此，"以人为中心"的医疗服务本质是一种人道主义，包含有道德和伦理的原则。

随着现代医学模式的转变，过往的"以疾病为中心"的照护模式已经转换为"以人的健康为中心"的模式，除"医疗性"计划外，还需制订同等重要的"生活性"方案来帮助患者尽可能继续保持以前的业余爱好、社会价值、宗教信仰等，继续享受亲朋好友及家庭带来的欢笑。只有让认知障碍患者心情愉悦、生活充实、身体和心理需求得到满足，才能更好地抵抗病魔，从而减轻或延缓病程。在英国，运用"以人为中心"的照护模式照护认知障碍患者已有悠久的历史，大量的临床试验证明，这是目前最佳的照护实践模式。"以人为中心"更好地体现了人的价值观，把患者放在被关怀的中心，充分考虑了患者的喜好和选择的需求，确保其身心舒适和安全，让其充分感受到来自家人和朋友的情感支持。在患者有需求的时候能及时获得适当帮助，家人可以以访问的方式获得所需的信息，以便做出决策。日常生活中来自认知障碍患者最常见的满意度调查就是："我真的很喜欢这里""我在这里生活得很开心""员工们都很尊重我和我的选择""我有机会和亲朋好友一起聚会"等；而来自于家属满意的反馈是："看到我的爸爸/妈妈在这里生活得很好我就放心了""我们每次相聚是有质量的陪伴，同时给我们也减轻了很多负担"等（图 2-1）。

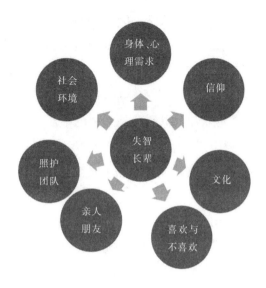

图 2-1 "以人为中心"的照护模式图

二、"以人为中心"的照护模式的八大价值观

1. 尊重喜好 每位患者都来自不同的社会环境,有着不同的阅历与家庭背景,因此,他们中的每一位都是一个独立的个体,每个人的爱好、兴趣与对事物的评价和选择都各不相同,作为照护者,即便患者做出的是不明智的选择,也应该尊重差异性。如患者在就餐时不愿意使用筷子或其他餐具,而选择用手去抓,尽管从照护者角度出发,这是一个非最佳的选择,但既然是患者自己选择了这种吃法,我们就应该尊重他/她的选择,可以在互相协商的情况下通过改变食物形状(如提供手食点心或者把米饭做成饭团等)达成与患者的协调一致。

2. 合作和整合照护 个体与照护团队包括直接照护者、医生、康复师和营养师等,需共同协商合作,才能实现团队的共同目标。世界卫生组织将整合照护定义为:将诊断、治疗、照护、康复和健康促进相关服务的所有信息进行收集,提供综合性照护服务。在这里,整合是一种改善服务,包括获取信息、监控照护质量、改善用户满意度和提高效率。

3. 信息与教育 照护者需要提供及时、有效的信息给患者个人及其家属,以帮助了解患者的身体状况,理解认知障碍及每一阶段可能出现的症状及体征变化,提前做好心理准备及相应的预防措施。如路易体认知障碍中晚期由于患

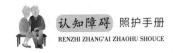
者运动功能的减弱,有导致跌倒的风险。因此,专业的照护机构可以制作简单、通俗易懂的宣传手册,如《认知障碍手册》《如何预防跌倒及营养不良》等,加强人们对这一群体的关注。

4. 身体舒适　不仅仅包括躯体没有疼痛,还要使患者感到内心平静和周围良性环境带来的幸福感,使患者意识到这是幸福的生活。

5. 情感支持　认知障碍患者和正常人一样,有伤心、难过等心情欠佳的时候,此时,需要照护者的陪伴,提供身体安抚和心理疏导或帮助解决实质性的问题。

6. 家人与朋友共同参与　在制订"以人为中心"的照护计划中,需要患者家属与朋友的帮助来完善信息采集。信息提供越全面就能更好地制订个性化的照护计划,尤其是提供一些敏感信息,如夜里频繁上厕所等。

7. 连续性和过渡性　照护档案具有连续性,即便患者入住医院或是改去其他养老机构,照护档案会随患者一起转移。这样,即使在新的环境下,照护者可以通过查阅照护档案的信息,为患者提供所需要的照护服务。

8. 获得照护与医疗服务　照护模式的整合性,患者可以随时获取所需要的其他医疗服务,如患者突然出现心理忧郁症状,照护者可以联络精神心理医生来为患者诊断并给予相应治疗。

第二节　制订"以人为中心"的照护计划

良好的照护计划可以为认知障碍患者提供优质的照护服务,为家庭和照护者提供支持,与患者对服务的满意度密切相关,属于健康服务行业机构需优先考虑的事项,在提高心理健康和认知障碍服务质量方面发挥着至关重要的作用。整个照护计划的组成包括:需求评估、个人史、风险评估、照护目标、照护计划。图2-2为即将入住的新患者的照护流程。

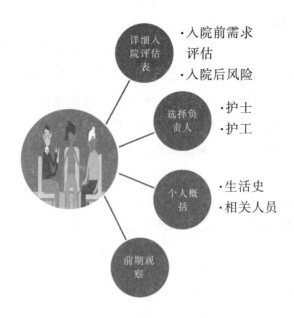

·入院前需求

详细入院评估表

·入院后风险
评估

·护士
选择负责人

·护工

·生活史
个人概括

·相关人员

前期观察

图 2-2   新患者入住流程

一、需求评估

照护计划开始于对新入住患者的个人需求评估或对长期居住患者的实时审查。需求评估如是发生在患者未入住前,评估者可以去患者的住处或双方约定的场所进行,通过需求评估了解:

(1)患者目前的生活和照护安排。

(2)健康史和疾病史,重点关注他们目前可以做什么和不能做什么。

(3)患者的顾虑和想法以及希望得到何种帮助支持。

(4)家属的顾虑,如想了解认知障碍终末期患者的表现及照护机构的照护质量等。

(5)评估也是让患者有一次了解照护者的机会,有助于减轻日后入住陌生环境带来的焦虑。

(6)为患者和亲属对入住环境提出合理要求提供一个时机。如为了帮助患者尽快适应环境,协商能否自带家具入住,房间或房门的颜色要求等,是否可以把房间装扮成家的模样等。

(7)通过最后评估结果决定照护等级。

需求评估可使用表格式工具,包括患者的基本信息,如姓名、年龄、性别、住

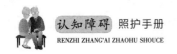
址、电话、紧急联系人信息、疾病史、用药史和以下 14 项评估内容。

1. 同意与决策能力（Mental capacity assessment，MCA）（图 2-3）　属于精神决策能力评估。能否对事物或问题作出判断，将在未来照护过程中起重要作用，在尊重个人自尊与提供个人选择问题上将如何体现。如果经过评估，患者有同意和决策能力，要了解患者有无签订授权书（健康与生活授权书，房产与经济授权书），目的是明确将来认知障碍病程发展到失能的阶段，谁可以做出健康治疗的决定，或者谁有支配患者经济的权利。如果评估后患者没有决策能力，那么之前是否有拟定授权书？是否有做出未来计划的最佳决策（Best interest decision，BID），具体参与的人员有哪些？

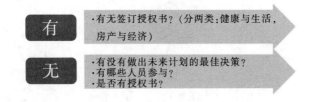

有　·有无签订授权书？（分两类：健康与生活，房产与经济）

无　·有没有做出未来计划的最佳决策？·有哪些人员参与？·是否有授权书？

图 2-3　同意与决策能力

2. 交流需求　在交流评估的过程中需要了解的问题有：

（1）目前的交流能力能否表达自己的需求？是通过语言还是非语言（包括书写、肢体动作），或者通过其他方式交流？

（2）有无交流困难？如能否进行有意义的谈话或者做出正确的回答？

（3）听力有无受限？如果有，能否唇读或理解肢体语言？

（4）有无视力问题？视力会不会影响交流？

（5）第一语言是什么？如果只说方言，以后员工能不能听懂？

（6）通过互动并观察以明确是否存在任何可能妨碍患者沟通的因素？如认知障碍、中风、大脑损伤。

3. 行为和心理所需的支持　建议询问的问题：

（1）认知障碍是否已确诊？具体类型与分期？有没有其他的诊断？如抑郁、焦虑、躁动症、精神病等。

（2）是否有因感染而致的谵妄史？如反复发作的尿路感染。

（3）是否有滥用药物、毒品或酒精依赖史？

(4)是否存在身体或言语的自我伤害/自杀或虐待他人史？

(5)有没有挑战行为？如在一天的某些时候,出现过躁动、口头和身体攻击、大喊、咒骂、性抑制、安静、退缩或情绪变化等症状。

(6)有没有服用抗精神病药物？包括抗抑郁、抗焦虑、抗躁动症、催眠药等。

4. 身体可动性　建议询问的问题：

(1)描述现在的近距离和远距离行走能力,能不能独立坐起来,能否从座位上站起来行走,行走时是否需要借助辅助器具？

(2)如果不能,表述需要几位照护者帮助,需要什么辅助器具帮助行走？能不能从床上移动到椅子上,需不需要帮助来完成此动作？

(3)是否有中风史？一侧的肢体是否比另一侧更强壮？

(4)身体移动或穿衣时有无疼痛表现？如面部表情变化或者言语表达等。

(5)是否有跌倒史？如有,询问时间和地点,当时的情况及结果。

(6)入住后需要何种设备和辅助器具？

5. 药物和疼痛控制　建议询问的问题：

(1)能否自己管理用药,是否需要帮助。如需要帮助,在协助用药过程中有无特殊需求,如是否有吞咽困难,是否需要注射药物等。

(2)是否愿意服用所有处方药物,如果不是,为什么拒绝？能不能通过食物掩盖方法给药,需要医生和家属签证表决。

(3)是否需要止痛药？当患者需要止痛的药物,能否可以口头表达疼痛;如果不可以,考虑使用专为认知障碍患者制定的疼痛评估表如艾比（Abbey）疼痛测量表(表 2-1)。

(4)服用的药物在三个月内有没有经过审查？

(5)是否有已知的药物或食物的过敏反应。

(6)是否有需要在特定时间服用的药物,如治疗糖尿病和帕金森综合征的药物等。

注:艾比(Abbey)疼痛测量表被广泛运用于不能表达的认知障碍患者,对发声、面部表情、躯体语言的变化、行为改变、生理改变、身体改变 6 项问题进行评分。

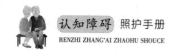
表 2-1　艾比(Abbey)疼痛测量表

患者姓名:_____

初次评估日期:_____

最后一次使用止痛药物的名称_____,使用时间_____

Q1　　发声分

例如:呜咽,呻吟,哭泣

没有 0 分　　轻微 1 分　　中等 2 分　　严重 3 分

Q2　　面部表情分

例如:看上去紧张,皱眉,做鬼脸,看上去很恐惧

没有 0 分　　轻微 1 分　　中等 2 分　　严重 3 分

Q3　　体态改变分

例如:坐立不安,摇晃,保护身体的某一部分,畏缩

没有 0 分　　轻微 1 分　　中等 2 分　　严重 3 分

Q4　　行为改变分

越来越混乱,拒绝进食,日常行为改变

没有 0 分　　轻微 1 分　　中等 2 分　　严重 3 分

Q5　　生理改变分

体温,正常范围以外的脉搏和血压,出汗,潮红或苍白

没有 0 分　　轻微 1 分　　中等 2 分　　严重 3 分

Q6　　机体改变分

皮肤裂开,受压部位压力改变,关节炎,挛缩,原有的伤痕

没有 0 分　　轻微 1 分　　中等 2 分　　严重 3 分

将 Q1～Q6 的评分相加总分

请在总分对应的一栏上打钩

0～2 分　没有疼痛

3～7 分　轻微疼痛

4～13 分　中等疼痛

14+　严重疼痛

最后,在相应类型的疼痛上打钩

慢性

急性

慢性基础上急性发作

填写者的姓名和职业_____

(Abbey, J, De Bellis, A, Piller, N, et al. Funded by the JH & JD Gunn Medical Research Foundation 1998—2002)

6. 营养与体重　询问的问题包括：

(1)近期有无体重减轻,是否与疾病有关? 对当前体重有无顾虑?

(2)饮食有无改变,有无饮食规律,饭量是否改变,或者是否有营养师介入?

(3)能否独立用餐,是否需要特殊餐具协助独立用餐? 如护板盘、防滑垫、杯子、改装餐具、彩色餐具等。

(4)进食食物的类型,如软食或普通饮食等。有无治疗饮食需求? 如糖尿病饮食、素食饮食或种族文化对饮食的要求等。

(5)有无吞咽困难,是否需要添加增稠剂? 如需要,添加量为多少?

(6)有无口腔疾患或义齿?

(7)是否愿意和他人共同进餐或是单人独自进餐?

(8)记录易致过敏食物或不消化和不耐受的食物。

7. 皮肤的完整性　需考虑的问题:

(1)皮肤的外观如何? 是否属于敏感性肌肤? 最近一年内有无压疮? 是否使用皮肤清洁与护肤品?

(2)皮肤是否有青紫、破损、文身?

(3)身体是否存在伤口? 如果有,谁在护理此伤口?

(4)是否有脱水迹象?

(5)身体有无肿胀? 如脚踝和小腿。

(6)是否存在皮肤问题? 如牛皮癣、湿疹。是否在治疗阶段?

(7)对常用洗涤产品有无特殊的反应?

(8)需要哪些器具来保护皮肤的完整性? 如气垫床、气垫椅垫。

8. 个人清洁　询问的问题包括:

(1)个人清洁习惯,选择淋浴或盆浴? 一周几次? 在什么时间段?

(2)能否独立完成个人清洁? 如不能,需要什么帮助? 对需要照护者帮助完成个人清洁有无性别要求?

(3)有无宗教文化因素需要考虑?

(4)正常的修饰习惯是什么? 如指甲、头发和化妆。能否自行梳发和漱口? 如不能,需要什么样的帮助?

(5)个人洗漱时,尤其是沐浴过程中有没有发现风险?

(6)能否自己选择想穿的衣服? 能否独立穿衣?

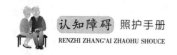
9. 排泄　需评估：

(1)评估定向能力,如果有明显的路标,是否可以识别厕所所在的位置？如不能,需要什么等级的帮助？对照护者有没有性别选择？

(2)是否需要药物来控制大便习惯,如便秘或腹泻？有无胃肠道疾病？

(3)有无尿失禁、尿路感染等？

(4)是否需要辅助工具来满足他们的排泄需求？如使用尿不湿、尿瓶、湿巾等。

(5)如果有结肠造口袋或者导尿袋,应询问使用的种类、上次更换的时间及是否需要帮助。

10. 社交活动　需要关注以下问题：

(1)对新入住者希望用什么方式让他/她感受到受欢迎？患者是否会把个人影响力带入院？如果有宠物,与宠物分开会不会让患者感到很伤心？协商解决的最佳方案。个人史是否完善,希望家属或亲近朋友给予帮助使其完善。

(2)能否独立完成娱乐活动？如果不能,需要身体上的协调还是精神鼓励？

(3)平时参加什么类型的社区活动？

(4)喜欢做什么,是否有非正常生活模式？如长期上夜班。

(5)是否愿意参加做家务或准备食物等活动？如果愿意,需要哪些帮助？

(6)家属与亲近朋友是否愿意参加院内组织的活动？

(7)是否愿意与院内患者交往,需不需要特殊帮助？

11. 定向能力　询问的内容包括：

(1)能否识别周围的环境、人物及家属？或是否能意识到可以通过他人的帮助来识别？

(2)有无时间概念？如时间、日期和季节。如不能,需要哪些帮助？

(3)如外出散步,是否需要有人陪伴？能否找到回家的路？

(4)是否需要提醒房间的位置？如需要,家人需携带对患者有纪念意义的物品帮助他们识别自己的房间。

(5)能否理解如走失会对自己带来什么样的危险？

12. 睡眠　需要了解：

(1)睡眠模式是什么？有无特定需求？如早睡早起,大致的入睡和起床时间。

(2)采用什么姿势睡觉？需要几个枕头？

(3)夜里能否接受定时安全巡视？

(4)夜间对噪声或干扰会做出什么反应？

(5)睡眠时门窗是打开还是关闭？

(6)夜里是否需要加餐？喜欢什么食物？

13. 表达性欲所需的支持　内容有：

(1)是否优先考虑参与照护工作人员的性别？

(2)是否有特殊的着装打扮，以维持或表达他们对自己形象的重视。

(3)是否需要私人空间与伴侣独处？

14. 临终前支持与安排

(1)有无临终照护计划？包括临终前治疗决定，临终安排。

(2)本人的遗愿，怎样安排葬礼？希望家属怎么处理骨灰或遗体？

(3)对临终前的治疗有无书面记录，选择地点？

(4)如果患者已经处在症状控制阶段，目前所用的药物、设备、照护需求需详细记录。

整个需求评估结束后，照护者根据对方所提供的信息初步了解即将被照护的患者需要什么等级的照护、现有的现状能否提供患者所需要的服务，患者和亲属可以明确所提出的问题能否给予解决，双方能否达成协议来满足对方的需求。评估者还需把信息带回照护院，向团队成员反馈患者信息，进一步确定照护院的现状能否接纳患者入住，患者的需求能否得到满意的解决。

二、个人史

个人史是"以人为中心"照护模式的核心。每个人都是一个独立的个体，拥有独立的人格、思想和情感，与我们所处的生活的环境、接受的教育及工作背景有着密不可分的关系。从这个角度出发，照护者就能理解为何认知障碍在不同患者所表现的症状、体征都各有差异。优良的个性化照护建立在对患者的充分了解的基础之上，不仅要掌握患者的现状（需求评估），对过往史包括出生与成长地、家庭成员、婚姻状况、受教育程度、工作类型、宗教信仰、去过的国家或城市、对患者有影响力的人和事以及和患者亲近的朋友等也要有所了解。总而言

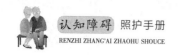
之，凡是跟患者有关的所有信息都尽可能地加以了解，这样才有可能为患者提供全面细致和高质量的服务。

照护案例：一位女性患者，诊断为早期认知障碍。该患者性格内向，在公共餐厅就餐时总是低着头，目光只锁定在自己的餐盘里，不愿意与周围的其他患者交流。照护者每次发药时，患者都会问每粒药的用处是什么？医生是不是说了药物一定要服用？是哪位医生说的？如果照护者夸赞患者所佩戴的首饰很漂亮，患者会立刻反问："你为什么要这样说？你是想要我的首饰吗？"如果夸奖她女儿很能干，患者会很快地回应："我的女儿已经有老公了。"照护者与患者的任何交流都会引起患者的怀疑倾向。新来的照护者接触患者后觉得她有心理疾患，建议联络心理专家会诊。照护机构接触患者时间较长的工作人员建议新员工先详细了解患者的个人史。

新入职的照护者通过查阅患者的资料并与患者女儿交流后，得到如下信息：患者的原生家庭非常不幸，个人性格很内向。患者的丈夫是特警，职业性质使得生活很谨慎，时时刻刻担心会有坏人找上门对他们进行报复，就连晚上睡觉的时候都会在门后堆沙子，担心有坏人破门而入，整日过着没有安全感的生活，他们和多年的邻居之间也从来没有任何交往。女儿对母亲现在的状态一点也不惊讶，说一切都是正常范围内的表现。

上述案例说明，只有对患者进行充分了解后，才能在照护工作中解释和理解认知障碍患者众多的"匪夷所思"的行为和言语问题。照护者需要真正了解患者，走进他们的生活，深入他们的世界，通过改变周围的环境来适应他们的改变。

三、风险评估

风险评估即照护诊断，是照护程序中关键的一步。我们的服务对象属于弱势群体，他们已经丧失了照顾自己的能力，无法辨别周围环境是否安全，因此照护者有义务、有责任通过分析和判断来寻找生活中的现存问题以及潜在的、可能对患者造成影响的问题，通过制订和实施相应的照护计划和照护措施来降低风险或预防潜在性问题的发展，满足患者的需求。在此过程中，还要同时考虑到患者的自由和尊严。与医疗机构中标准的照护诊断，如"恐惧、焦虑、清理呼吸道无效、皮肤完整性受损"等相比，风险评估更能反映患者的实际问题，更有针对性,照护措施更明确,因此也更个性化。具体过程如图 2-4。

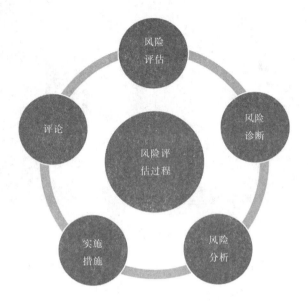

图 2-4   风险评估过程

日常生活中的风险无处不在,对认知障碍的患者来说,风险更为普遍,如患者在准备食物过程中可能由于剪刀使用不当造成皮肤破损,头误入床栏引起窒息,使用热水时被烫伤,卧床翻身时从床上跌落,活动空间的障碍物引起的跌倒,外出活动时走失等。但是不能因为害怕风险,要规避风险,从而取消患者的所有活动,我们需要的是在患者的需求、自由和尊严以及安全之间找到平衡点,并建立相应的照护措施。因每一位患者的具体情况不同,风险评估内容也有所差异。通过入住前的需求评估,照护者已经对患者存在的基本风险有所了解。下面举例阐述几种入住后最常见的评估内容供参考:

1. 保持安全的居住环境(图 2-5)   对于认知障碍的患者来说,环境的变化会增加混乱,导致迷失方向。最佳的照护环境是帮助患者了解他们现在所在的位置,并帮助他们找到想去的地方,从而使得患者心境平静和尽可能独立地生活。

对有困惑、混沌和精神状态差且容易跌倒的患者,应将其房间安排在靠近照护站周围,以便密切观察。房间内的装修和家居的摆放尽可能按照患者的意

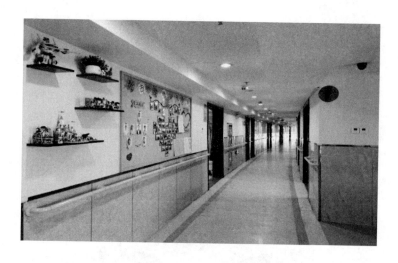

图 2-5　安全的居住环境

愿来安排。保持环境整洁,去除一切可能存在安全隐患的因素,如未牢固的地毯边缘,散落地面的电线等。

走廊和厕所安装感应夜灯,指示牌清晰易懂,走道装有扶手,楼梯口安装密码门,以免患者困惑、行走不便、进入楼梯或电梯引起意外事故。

安全储存药物、清洁消毒剂等物品。去除可能对患者造成危害的电热毯和热水瓶。家中推荐安装安全开关,可以使用恒温器来控制热水的出水温度并定期检测水温,定期检查烟雾探测器等功能是否正常,防火设备是否齐全。

合理安置房间内和室外呼叫装置,确保患者有任何需要帮助时都能够得到帮助。

做好消毒隔离,严格控制感染,包括自身传染性疾病、感染性伤口及被大小便污染的衣服和床上用品,照护者需重视个人防护装备与手的清洁。

如患者有判决力,可以自行决定是否需要使用护栏,反之照护者可以通过评估工具来评估是否有使用的必要。对于有跌倒风险的患者,不建议使用护栏,因为会增加引起跌倒的风险(表 2-2)。

表2-2　使用护栏评估表

意识状态 移动能力	清醒	困惑/不清醒	昏睡
完全卧床	小心使用	推荐使用	推荐使用
需要协助	不推荐	小心使用	推荐使用
行动独立	不推荐	不推荐	不推荐

　　使用护栏前需与家属进行沟通,注意护栏与床垫之间、床垫与床头床尾之间的缝隙。所有的护栏都需配制特定的防护套,避免患者的某个部位卡在缝隙中,同时也防止患者肢体撞击到护栏上引起损伤(图2-6)。

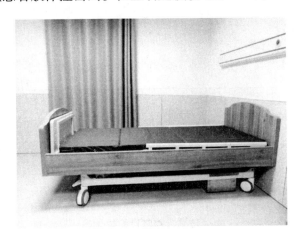

图2-6　科学的照护床栏

　　2. 行为和认知　行为风险的评估很难在一入住时就完成,正常情况下,需要通过记录患者每个小时的行为规律连续3天以上,使用不同种类的认知功能评估表,结合个人生活史来进行综合性评估。如患者有暴力的行为,可能造成自伤或他伤,照护者、家属及相关人员要一起制订方案,指定负责人,给予定向帮助,必要时寻求心理及精神科的帮助,同时对家属进行知识宣教和心理帮扶。

　　3. 可移动能力　通过行动评估是否需要帮忙,能否自行翻身、坐起、起床、站立、行走、后退等,结合患者的身体状况及个人史来进行综合评估,分析患者是否存在移动风险。对于使用助行类辅具的,也要评估使用这些辅具是否存在风险,如设备是否合格、有无定期检修,患者目前状况继续使用之前的器具是否合适,使用辅具是否会对患者的隐私造成影响,大型的搬运设备对严重认知障

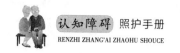
碍的患者会不会造成恐慌等。

4. 跌倒 跌倒是老人最常发生的事故之一,认知障碍患者跌倒的风险更高,一旦发生,患者身体和心理会遭受双重打击,并且也会使家属产生不满情绪,同时给机构带来负面的影响及经济损失。因此,必须加以重视。除物理环境必须满足要求,如光线明亮、使用防滑垫等。更为重要的是,照护者必须树立"预防为主"的思想。如患者主诉心悸、头晕和目眩等,应及时给予干预,以免危险发生。使用跌倒风险评估表(表2-3、表2-4、表2-5)对每一位长辈进行评估,高危人群要重点监护。

表 2-3 跌倒风险评估和干预工具(英国)

姓名: 出生: 年 月 日

评估者姓名: 签名:

如果对以下任何问题的答案为"是",请通过适当的干预措施完成照护计划,以降低风险

个人风险因素	是/否	跌倒照护与计划	有/无/不适合	采取进一步行动/评论
每日例行花时间在自己的房间		确保经常进行安全/舒适检查		
无法参与活动		考虑电子设备防护		
漫步、徘徊		鼓励参与有目的的活动		
和家人一起出去		心理健康团队介入		
无法使用闹铃		为相关人员提供维护安全的建议		
过去一年中跌倒的历史 跌倒次数＿＿		审核事件:地点,时间		
		完善跌倒记录		包括最后一次跌倒的具体情况
最后一次时间＿＿		对患者和家属提供跌倒宣教,讨论对跌倒恐惧和预防措施,有无感染征兆		
近期次数有无增加				

续表

个人风险因素	是/否	跌倒照护与计划	有/无/不适合	采取进一步行动/评论
意识丧失 抱怨失去意识,无法回忆跌倒机制(不是由于认知问题)		如果尚未管理,请尽快通知医生进行医疗检查		
		评估并提供所需的监督级别		工作人员感到风险管理:是/否
用药 每天是否服用 4 种或以上的药物		确认药物类型		
		医生 6 个月之内检测过所服的药物		
可能引起跌倒的药物:抗抑郁药,催眠药,镇静药		考虑药物对跌倒风险的可能影响,并在必要时与医生讨论		记录有无药物过敏史
头晕/嗜睡的症状				
服用药物困难,拒绝		有无明确记录		
最近药物的改变				工作人员感到风险管理:是/否
精神健康 认知障碍确诊		实施适当观察与监督		
短期记忆丧失,理解困难都会影响遵循建议能力				
最近有无精神状态改变		调查引起混乱的原因,如尿路感染、脱水等		工作人员觉得风险已经得到管理了吗? 是/否
近期混乱有无增加		使用电子设备如报警器		
烦躁不安				
抑郁/焦虑		咨询职业治疗师有关具体设备建议		
冒险行为				

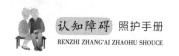
续表

个人风险因素	是/否	跌倒照护与计划	有/无/不适合	采取进一步行动/评论
无法表达需求		考虑需求评估的更新		
不安的时期				
侵略性错觉		考虑老年心理健康服务咨询,增加有意义的活动		
眩晕/体位性低血压坐起或站立会有头晕症状		医生会诊,给予管理方法,提供有关头晕应对策略的建议,例如:如何在换位和走路前稳定自我		工作人员觉得风险已经得到管理了吗？是/否
有其他眩晕症状吗				
无法表达眩晕症状		不同体位的血压测量,确保足够的液体摄入		
减少自信心/应对策略担心再次跌倒		确保呼叫闹铃触手可及,知道如何使用		工作人员觉得风险已经得到管理了吗？是/否
		确保经常进行安全和舒适度检测		
无法使用呼叫闹铃	是/否	电子感应设备的介入使用		
		评估并提供相应级别的监督及公共场合下监督		
大小便控制尿失禁		鼓励定期喝水（流体图标）		工作人员觉得风险已经得到管理了吗？是/否
大便失禁		尿液检查,测量体温排除尿路感染		
尿急				
尿频				
需起夜上厕所		如果怀疑尿路感染,尽快通知医生		

续表

个人风险因素	是/否	跌倒照护与计划	有/无/不适合	采取进一步行动/评论
频繁尿路感染		确保患者如何在需要时取得帮助		
尿路感染症状: 更加困惑 体温 尿液气味/浓缩度增加		实施个体化厕所规律		
		考虑厕所设备和改装来协调搬移		
液体摄入不足				
上厕所搬移困难		确保有足够物品需求		
		确保小便器触手可及,知道怎么使用 (一般适用于男性患者)		
意识到需要去但无法寻求帮助				
酒精影响平衡/跌倒的摄入量		与本人或家属商量减少摄入量,进行相应的卫生宣教		工作人员觉得风险已经得到管理了吗? 是/否
营养和液体(没有刻意减肥)		确保提供均衡的营养和足够的水分		
食物和饮水摄入不足		确保适当的辅助和帮助,以协助饮食摄入		工作人员觉得风险已经得到管理了吗? 是/否
MUST 评分 1 或以上				
需要帮助就餐		必要时联系营养师与医生以寻求帮助		

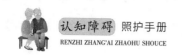
续表

个人风险因素	是/否	跌倒照护与计划	有/无/不适合	采取进一步行动/评论
骨质疏松症风险因素是否有以下病史：既往有无低创伤骨折史		告知医生如有确定的风险因素		工作人员觉得风险已经得到管理了吗？是/否
		确保骨质疏松症的处方药物正确,按时服用		
		如果拒绝服药或发现有明显药物副作用,及时通知医生		
骨质疏松症家族史		确保摄入足够的钙片与维生素 D		
更年期提前				
低 BMI		鼓励户外活动		
吸烟		饮食与生活方式的良好宣教		
几乎没有户外活动				
听力		确认助听器是否佩戴正确,助听器是否有问题		工作人员觉得风险已经得到管理了吗？是/否
难以听到正常谈话（带有助听器）		耳朵听力检查		
突然听力下降	是/否	确保员工了解交流需求		

续表

个人风险因素	是/否	跌倒照护与计划	有/无/不适合	采取进一步行动/评论
视力		确保眼镜定期清洁,触手可及,被合理使用		
近距离难以识别出钥匙/笔(如果戴眼镜,可以戴上眼镜)				工作人员觉得风险已经得到管理了吗? 是/否
很难看清楚印刷品,如书、画面等		加强在新情况、繁忙环境和不平坦的路面监护		
拒绝使用眼镜		确保视力定期检查		
注册盲人				
眼睛状况的病史 如:青光眼/白内障		完善环境一栏表格		
鞋类和足部照护(足部问题直接影响移动性)		确保所穿的鞋合脚		工作人员觉得风险已经得到管理了吗? 是/否
		检测足部和脚趾甲的健康		
不适合的鞋		专业足部照护者介入		
平衡、转移和步行,难以独立从床上移动到椅子上		检测助行器的安全状况		
		确保行走时有照护者监督		
脚步不稳,挪步,步态不均衡		辅助器具的状态评估,需要时更换		记录当前移动能力状况
使用助行器				
无法/不想遵循移动建议		考虑宣教锻炼计划		工作人员觉得风险已经得到管理了吗? 是/否
能否遵循简单说明				
能否独立起身		鼓励参加锻炼活动		
缺乏锻炼动力				

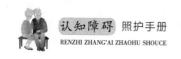
续表

个人风险因素	是/否	跌倒照护与计划	有/无/不适合	采取进一步行动/评论
因环境风险因素而难以移动		完善照护机构环境风险评估与改善措施		请见环境一栏的风险评估
需要帮助才能安全地完成个人照护		确保需求能够得到满足，适当监督		工作人员觉得风险已经得到管理了吗？是/否
难以协调养老机构的环境要求		确保适当的监督与协调		
		确保护栏风险评估完善		
		床降低到最低位		
		环境清洁、无障碍		

最后跌倒记录日记：

日期、时间、值班人员：

个人当时情况：

表 2-4　跌倒风险评估量表(中国)

参数	分值	评估	说明
年龄	1	60～69 岁	
	2	70～79 岁	
	3	≥80 岁	
跌倒史	5	入住前 6 个月内有一次跌倒史	
大小便异常	2	失禁	
	3	尿频/尿急/尿潴留	
	4	尿频/尿急/尿潴留且失禁	
药物	3	正在服用一种高跌倒风险药物	包括镇痛药/阿片制剂、抗惊厥药、抗高血压药、利尿药、催眠药、泻药、镇静药、精神类药品
	5	正在服用两种或两种以上高跌倒风险药物	
	7	在过去 24 小时内给予镇静药	

续表

参数	分值	评估	说明
患者照护设备	1	一种	患者所用的管路设备（如静脉输液、胸腔引流管、心脏导管、导线等）
	2	两种	
	3	三种或三种以上	
移动性	2	需要协助或监督其移动	多项选择所有适用的选项并累加所对应的分数
	2	步态不稳	
	2	视觉或听觉障碍影响移动	
认知	1	环境的改变	多项选择所有适用的选项并累加所对应的分数
	2	行为易冲动/精神状态或意识情况异常	
	4	对一个人的身体和认知能力的局限性认识不足（对自身评价过高且忘记自身所受限制；不正确地回答问题或指令）	

低度风险:0～5 分;中度风险:6～13 分;高度风险:>13 分

备注:遇有以下情况直接评估

　　1.完全麻痹,完全瘫痪患者直接记录为 0 分,视为低风险

　　2.入院前 6 个月内有≥2 次以上的跌倒史,住院期间发生过跌倒、癫痫、短暂性脑缺血发作(TIA)、阿斯综合征等患者直接记录为 30 分,视为高风险。

表 2-5　记录时间表

日期	时间							
	00:01—3:00	3:01—6:00	6:01—9:00	9:01—12:00	12:01—15:00	15:01—18:00	18:01—21:00	21:01—00:00

　　以上评估基本上能找到所有导致跌倒的风险,根据跌倒记录日记就能清楚地了解为什么会发生在某个固定的时间段,每次跌倒的原因是什么,最后根据综合分析的结果采取相应的措施。例如通过跌倒记录发现患者连续两个晚上

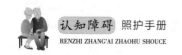
都是在夜里 1 点钟因起床上厕所导致的跌倒,那么照护计划应清楚地记录 00:30 到 1:30 的密切观测,在患者睡前交代其夜里起床要呼叫按铃,屋内设置照明灯,对男性患者在触手可及之处提供便壶,如果患者失去认知能力,那么可以在床上或下床位置使用闹铃警报器,只要其从床上起来或站在床边就会自动报警等。

5. 压疮 对于认知障碍患者,尤其是疾病中晚期患者,由于其长期卧床,发生压疮的风险更高。临床工作中可以通过 Braden 和 Norton 评估工具进行评估,采用累计分值用来确认患者的压疮风险程度。我们以 Norton 量表(表 2 - 6)为例,了解压疮的评估过程。

表 2 - 6　Norton 压疮风险评估表

床号　　　患者姓名　　　住院号　　　科室　　　评分日期

评估要素	分值	评 估 说 明	得分
身体状况	4分	良好:身体状况稳定,看起来很健康,营养状态很好	
	3分	尚好:身体状况大致稳定,看起来健康尚好	
	2分	虚弱:身体状况不稳定,看起来健康尚可	
	1分	非常差:身体状况危险,急性病容	
精神状况	4分	清醒的:对人、事、地点、方向感非常清楚,对周围事物敏感	
	3分	淡漠的:对人、事、地点、方向感只有 2~3 项清楚,反应迟钝、被动	
	2分	混淆的:对人、事、地点、方向感只有 1~2 项清楚,经常对答不切题	
	1分	木僵的:常常不能回答,嗜睡的	
活动力	4分	可走动的:能独立走动,包括使用手杖或扶车	
	3分	行走需要协助的:无人协助则无法走动	
	2分	依赖轮椅:由于病情或医嘱,仅能走上轮椅并以轮椅代步	
	1分	卧床:因病情或医嘱限制留在床上	

续表

评估要素	分值	评　估　说　明	得分
移动力	4 分	完全自主:可随心所欲地、独立地移动,控制四肢	
	3 分	轻微受限:可移动、控制四肢,但需他人稍微协助才能变换体位	
	2 分	非常受限:无人协助下无法变换体位,移动时能稍微主动用力,肢体轻瘫、痉挛	
	1 分	完全受限:无能力移动,不能变换体位	
失禁	4 分	无失禁:指大小便完全自控(除了诊断性试验)或已留置尿管,无大便失禁者	
	3 分	偶尔失禁:24 小时内出现 1～2 次小便或大便失禁(与轻泻剂或灌肠无关),留置尿套或尿管但能控制大便	
	2 分	经常失禁:在过去 24 小时之内有 3～6 次小便失禁或腹泻	
	1 分	完全失禁:无法控制大小便,24 小时内有 7～10 次失禁发生	

总　　分

说明:

评分≤14 分,患者有发生压疮的危险,科室内一般预警,并采取有效预防措施。

评分≤8 分,患者有发生压疮的极高度危险,科室需采取特别预警,填写"压疮预警报告表"上交照护长,照护长现场查看或组织造口伤口照护小组会诊,制定及落实个体化的预防措施。

评分照护者签名:

照护长签名:

患者/家属签名:

　　照护者在患者入住后的 2 个小时内完善 Norton 压疮评估表,同时配合身体图表来记录和说明可见的身体伤害迹象。在身体图上可以标明是否存在压疮、瘀伤、伤口、烫伤和肿胀等,同时需记录伤害皮肤的面积、颜色和压疮等级等。

　　如果为压疮,要详细记录压疮面积、有无渗液、颜色、气味、疼痛、周围皮肤的状况以及伤口是否有感染迹象等,同时需制订伤口照护计划,包括使用伤口

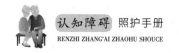
敷料的类型、换药频次,照护者可以通过定期拍照对比来评估压疮的照护效果。

其他的风险评估还包括饮食(营养不良或营养过剩)、排泄(大小便失禁)、个人卫生及穿衣、疼痛（Abbey 疼痛评估工具)、交流、社交、宗教和性别等。每位患者的风险可能有多种,但并不能因为有风险的存在就阻止或限制患者继续享受正常人的生活,作为照护者可以通过全面合理的预防措施与照护计划来减少有关风险的发生,使患者能更好地享受高品质的老年生活。

第三节　实施"以人为中心"的照护计划

详细的个人资料收集、专业性的需求评估与综合的分析结果是完成一份合理科学的照护计划的前提,对患者个人信息掌握得越全面就能拟定更优质个体化的照护计划。

一、"以人为中心"照护计划的特征

1. 以照护对象为中心　所有内容都以促进患者的身心舒适、保持尊严为中心,通过改变周围的环境来适应患者的需求,通过照护者对患者的了解与认知障碍的理解走近患者的生活,照护和支持他们。

2. 团队合作精神　照护计划是整个团队共同制订的文件,语言通俗易懂,简单明了,目标明确,计划简洁清晰。

以预防压疮为例拟定照护计划时,除完善压疮评估表格(表 2 - 7)和身体图表外,需要考虑的有:

(1)患者的过往压疮史,如有发生,发生在身体的哪个部位? 什么原因引起?

(2)营养状况:营养不良者风险增高,预后不良。需完善营养评估,更新照护计划。

(3)患者使用的药物:使用糖皮质激素者风险增高,在照护过程中需要密切观察皮肤完整性。

(4)患者的移动能力:卧床患者需要定时翻身,并详细记录翻身频次,翻身时患者有无特殊要求,如需用枕头支持背部和两腿之间等。如果患者取坐位,需建立身体移动表格,定时帮助患者站立一次,并明确每次需几名员工协助。

(5)辅助设备的使用:风险评估高风险患者需要选择气垫床和气垫椅,每天检查设备是否正常并记录。

(6)排泄影响：对于大小便失禁患者尽可能保持皮肤清洁、干燥，必要时使用隔离护肤品，预防因大小便引起的皮炎而发展为压疮，或者影响伤口愈合。

(7)减少摩擦力和剪力：翻身和协助移动时避免拖拽，选用辅助器具如滑动单来减少摩擦力。协助患者取舒服体位，以免其试图调整不舒适姿势而不断地自行滑动，对足跟、臀部或脊椎底部施加压力，造成摩擦。确保被服没有粗糙的接缝，衣兜中没有可潜在擦伤皮肤的物品。保持床位整洁。

(8)每天至少全面检查皮肤一次并记录。临终期患者发生压疮的风险显著增加。作为临终关怀的一部分，照护者要促进患者最大限度的舒适，包括缓解疼痛，因此定时翻身的计划会有所改变。

表 2-7　Braden 压疮风险评估表

床号　患者姓名　　　　住院号　　科室　　　　评分日期

评估要素	分值	评 估 说 明	得分
感觉	4分	未受损	
	3分	轻度受限	
	2分	非常受限	
	1分	完全受限	
潮湿	4分	很少潮湿	
	3分	偶尔潮湿	
	2分	非常潮湿	
	1分	不断潮湿	
活动力	4分	经常行走	
	3分	偶尔行走	
	2分	可以坐椅子	
	1分	限制卧床	
移动力	4分	未受限	
	3分	轻微受限	
	2分	严重受限	
	1分	完全无法移动	

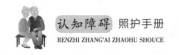
续表

评估要素	分值	评 估 说 明	得分
营养	4分	丰富	
	3分	充足	
	2分	可能缺乏	
	1分	非常差	
摩擦力和剪切力	3分	无明显问题	
	2分	有潜在问题	
	1分	有问题	
总 分			

说明：

评分≤18分，患者有发生压疮的危险，请拟定预防压疮的照护计划，并附加风险部位每日检查表格。

评分照护者签名：

照护长签名：

患者/家属签名：

二、照护计划的实施

完善的照护计划需要得到正确的运用，团队成员之间有效的交流是"以人为中心"照护模式的核心。信息流通不仅可以指导和传达信息，也可以反馈目标是否实现以及计划是否需要更新。

1. 交班 照护成员参加每天早上、中午和下班前的交班，值班照护者需反馈在照护过程中发现的新问题。

2. 责任制照护 照护者：按照每天的任务分配表（需要保存）执行工作并记录表格，如就餐表、液体摄入表、翻身表、设备检测表、身体图、身体清洁表、大小便记录表等，发现异常立即上报值班照护者；值班照护者：负责监督患者的需求有无达到满足，查看各种表格的记录情况，每个月更新风险评估，同时拟定新的照护计划；照护院院长：定期抽查照护档案，检测所有评估是否完善，计划有没有实施到位，拟定的计划是否有效（通过测评风险是否得到降低，如患者现在跌倒次数是否减少，或者与患者及家属沟通，得到反馈满意度）。

　　"以人为中心"的照护模式是动态的、循环的"活"文件，会根据患者的身体变化而改变，是真正属于患者自己的黄金信息资料，从患者角度来说，会使他们感到安心，对自己的生活有掌控能力，更能体现尊重和尊严；家属们积极提供有关的信息，参与照护计划的制订与实施，这对家属来说也是一种慰藉；照护者从多个层面为患者提供积极、主动、全面、防患于未然的照护服务，更好地体现了照护者的价值。

第 *3* 章
居住环境与辅具

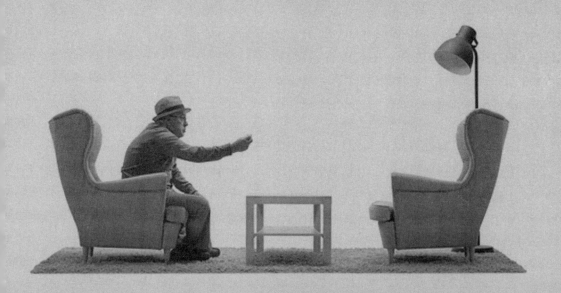

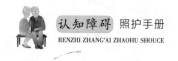
【目标任务】

(1)了解认知障碍患者居住环境的要求。

(2)熟悉和掌握认知障碍患者常见辅具的使用方式。

案例　王奶奶,70 岁,丧偶,退休前为某大学人事处处长,近三年来记忆力衰退明显,且情绪变化非常明显,一年内发生过 2 次跌倒现象,家人高度怀疑王奶奶患上了认知障碍,正在积极诊治。王奶奶现独居在学校职工宿舍的一楼,儿子一家打算搬回来和她一起居住,并计划对房间进行适当的改造,以便更好地照顾她。

问题　(1)从照护者的角度出发,对王奶奶居家的改造提出专业性建议。

(2)指导王奶奶儿子一家在日常照护中如何专业化使用一些辅具。

第一节　居住环境

一、设置的基本理念

　　充分了解并尊重认知障碍患者的个性,尽可能营造熟悉和温馨的家庭环境,最大限度地维持认知障碍患者在生理、心理、社交三方面的功能,帮助他们达到人生需求层次的最高境界,引领他们享受快乐幸福的晚年生活。

　　以阿尔茨海默病为首的认知障碍性疾病改变了患者对环境的理解,他们以往记忆中的物品、地点和人变得不再熟悉,很容易导致方向迷失,这会使患者感到压力和孤独。如果能够创造出有利于患者舒适和需求的积极环境,则有助于促进其身心健康。大量研究表明,环境与认知障碍的病程进展有密切关系,专业的照护环境在设计上以马斯洛的"需要层次论"为理论依据,超越"基本需求"(生理需求和安全需求)层面,提升到社会互动、人性化、心灵照护、自我实现等"发展需求"层次,可有效延缓病程进展,甚至可对疾病起到很好的治疗作用,国外学者称之为"治疗性环境"。相反,恶劣的环境会降低照护质量、加重认知障碍的症状,加速疾病进程。

二、设置的依据

在正式接触患者前,照护者应该事先了解患者的人生经历、兴趣爱好,并尽可能收集患者喜爱的纪念品、私人或与患者亲近的家人与朋友的照片等,鼓励患者把喜爱的用品或家具带入居住机构,与家人共同为患者制订"难忘经历一览表"。这对于未来和患者有效沟通、设计个性化照护环境、制订个性化服务方案均有重要作用,并且有助于最大限度地保持患者的身体机能和认知水平,让他们获得归属感,感受到来自周围的爱和享受人生的意义。

三、设置的原则

认知障碍的患者有强烈的焦虑感,他们对周围的物理环境和社会环境变得十分敏感。由于自身认知和理解障碍,他们更多地依赖感官来理解周围的事情。如果患者看到的是熟悉的场景和友善的日常,习惯性心理会使他们感到安心放松,有身处家中的踏实感,反之,异常的和陌生的环境则会使患者产生混乱和不安感。

（一）安全性

包括室内安全与室外安全。

1. 室内安全　包括:

(1)家具的设置简单实用,固定牢固,靠墙放置,保持环境整洁,无障碍物。

(2)去除松散的地毯,密封有安全隐患的地毯边缘。

(3)厕所安装感应夜灯,方便夜起的患者找到去洗手间的方向。

(4)药物储存于上锁的药箱中,只有照护人员可以打开取药。

(5)尽量避免使用电热毯、热水袋等有安全隐患的物品。

(6)选择合适的取暖设备,严禁遮盖取暖设备,以免引起火灾。

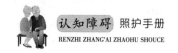
(7)房间内应设有防火报警器和烟雾探测器。

(8)定期检测卫生间水龙头热水的温度,确保水温在安全范围内。

(9)使用盘绕或可伸缩的电线,以免过多的电线影响患者行走并增加摔跤风险。

(10)检查有无打火机、火柴、剪刀、水果刀等物品,避免误伤或火灾的发生。

(11)如果患者能够在室内反锁门,照护者必须有必备物品可以从外面打开门。

(12)窗户安装铁栏杆等设备,防止坠落事件发生。

(13)走道安装扶手。

(14)推荐使用坐式马桶及增高垫。

2. 室外安全 包括:

(1)认知障碍患者经常会自行乘电梯或从出口外出。为预防患者走失,每个出口均需设有门禁或密码锁,装有监控摄像头。

(2)楼梯过道设扶手,方便行动不便的患者上下楼梯,避免摔跤。

(3)照护机构的大门设有密码锁,有门卫 24 小时值班。

(4)患者外出时应佩戴智能手环,内置信息包括姓名、住址和联系方式。

(5)清除活动场所或花园里有毒有害的花草。

(6)保持室外路面平整、无障碍物,如果地面湿滑,务必放置防滑指示牌并及时处理。

(7)机构出口设有带护栏的坡道,方便行走不便及使用轮椅的患者。

(二)有利性

(1)创建个性化环境:一个感觉像"家"的空间,摆放了自己和家人的照片、纪念品和其他熟悉的物品,帮助患者记住他们的身份和找到归属感。遵循患者以前的爱好作为居住房间的主题,使用住宅式家具及装饰品,努力营造出家的温馨感、熟悉感。

案例 王奶奶,80 岁,孙女已经大学毕业。每天下午 4 点左右,奶奶的情绪会变得异常激动,不断撞门,一定要离开机构到学校接孙女回家。为此工作人员为患者购置了一个粉

色的玩偶,每天下午 4 点送到奶奶房间,告知奶奶,孙女
已经放学安全到家了,王奶奶接到玩偶后异常开心。

(2)各区域光照充足、无眩光,增设阳光房。

案例　李奶奶,入住时出现睡眠障碍,常常白天睡觉,晚上起来
活动。针对此种状况,照护者首先要帮助奶奶区分白天
和夜晚。日间,协助和鼓励奶奶起床,去阳光房、活动大
厅或户外等采光很好的地方活动;夜间,奶奶回房间里睡
觉时,拉上窗帘,调弱光线,保持室内较暗的睡眠环境。
坚持一段时间后,奶奶的睡眠紊乱问题得以解决。

(3)鲜明的色彩:不同物体之间的颜色对比要鲜明,有助于患者区分不同的
界面,以便安全地在家中进行导航。例如床单、墙壁、地板和窗帘的色彩对比明
显,浴室中,使用与浴室墙壁形成鲜明对比的彩色毛巾等。

(4)提供多感官刺激:创造个性化的多感官体验,营造安宁感、平静感和幸
福感。例如提供柔和的灯光,芳香疗法,柔软的寝具和衣物面料,毛绒动物和平
静的视觉显示(挂像、灯光、图像和气泡等)。

(5)认知障碍患者有时间和空间定向力障碍,设置显著的导向或提示有助
于在一定程度上缓解认知障碍,如大屏幕的时钟、日历和天气预报提示。在大
厅显著位置摆放季节性装饰图案,每个季节以及重大节日可以让患者以做手工
的方式参与装饰和参加养老机构的装修活动。

(6)公共区域活动空间宽敞,既有助于患者积极散步,同时也可将其作为患
者随时休息的场所。

(7)合理的家具摆放:摆放家具时,注意床和椅子的位置,要做到不管患者
躺在床上或是坐在椅子上,都能够面对户外或能与他人交流。沙发和椅子应柔
软舒适,颜色为纯色。材质的选择上除参考舒适性外,还应考虑到患者可能存
在的排泄障碍,以皮料为首选。

(8)设置不同主题的生活体验箱和怀旧记忆箱,为处于疾病不同阶段的认
知障碍患者提供个性化活动。

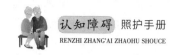
> **案例**
>
> 张奶奶,入住时因楼层房间设计统一,时常找不到自己的房间,或经常误入其他患者房间。经过与患者亲属沟通后,从家里把奶奶平时最喜欢的玩偶以及孙子的照片带过来。工作人员把玩偶挂在房间门上,把孙子的照片贴在奶奶房间外墙上,这样奶奶每次都能顺利回到自己的房间。

(9)避免复杂的图案,如地毯上有图案,认知障碍患者会误以为是物体或者破洞。他们会想办法去捡起来或者用手去挖,对于心情烦躁的患者来说也不利于保持心情平静。

(10)窗户有安全性设置并安装窗帘,保证安全性和隐私性。

(11)卫生间:卫生间的门和马桶有显著标识;色彩对比鲜明;地面经防滑处理;马桶和洗澡设备旁设置扶手;洗浴用品放置于合适的位置(避免误食);镜子不宜过大,必要时遮挡或去除。

(12)就餐环境:餐厅光线充足,就餐环境轻松舒适,可播放轻松的音乐。提供两人桌、四人桌和多人桌,满足患者社交需求。桌布和餐盘有色彩对比,餐桌上物件摆放简单,如小瓶鲜花即可,避免嘈杂的就餐环境,避免无关人员的不必要打扰。每个单元设置水驿站,方便患者随时补充水分。

(13)设置户外庭院或花园,患者可以观赏、种植花草,此举不仅提供了感官刺激,还融入了园艺疗法。对于烦躁不安和行为异常的患者,花园还使他们有接触大自然的感觉,往往都会收到良好的效果。

(14)因噪声对已经有记忆和认知障碍的患者有不良影响,故患者居住房间的门窗和墙面要具有很好的隔音效果,以免噪声影响患者的情绪和休息睡眠。

第二节　辅具的使用

患者认知功能障碍,尤其是到了中晚期,无法辨别时间、地点和事物,无法独立进行日常生活,多数患者会出现不同程度的功能失用现象。通过辅助产品的使用,可以最大限度地维持患者自主生活和自控能力,提高个体生活质量;同时,辅具的正确使用也可以防范日常生活的潜在危险,在一定程度上降低照护者的工作强度和减少职业损伤的发生率，降低照护成本，使患者最优化、不失尊严地享受"健康"生活。

一、使用辅具应该遵守的原则

1. 自我决定　以患者为中心，尊重其决定权，根据个体意愿选择适当的器具。

2. 用进废退　促进认知障碍患者的残存能力，做力所能及的事，最大限度地维持身体功能。

3. 适当刺激　进行适当强度的刺激，增加认知障碍患者与他人沟通和参加社会活动的机会。

二、分类

按照使用用途的不同，辅助器具可以分为四类：餐饮类辅助用具、行走类器具、卫生洗浴类辅助器具和感官用具。

1. 餐饮类辅具　由于大脑功能的退化，认知障碍患者四肢不再灵活，无法胜任原本简单的日常生活技能，如使用餐具进餐、饮水等，从而影响患者的自信心和自主生活能力，严重的可使患者出现厌食现象，而致营养不良和脱水。

英国在认知障碍的照护与研究方面一直走在世界前沿。据统计，40%的认知障碍患者会经历不同程度的体重下降和营养不良。英国认知障碍相关工作人员，研究了使用不同颜色的食物盛装盘与摄入食物和液体量之间的关系，得出的结论：颜色鲜艳且对比性强的餐具可使患者的食物摄入量增加25%左右，高对比度颜色的水杯使患者的液体摄入量也增加，使用红色杯子盛装水可使认知障碍患者液体摄入量增加约83.7%，蓝色杯子增加约29.8%。这样的结果不仅归因于容器色彩鲜艳的外表对认知障碍患者具有吸引力，鲜艳的颜色对患者的视觉也形成了强烈的刺激（图3-1）。如果用浅色和白色的餐盘盛装食物和水，即便放在患者眼前，他们也无法识别。

因此，为认知障碍患者选择餐具应遵循以下理念：使用餐具的颜色要明亮，区别显著，哪种颜色的选择不是最核心的，重要的是需要有对比度。

餐饮类常见的辅具：辅助汤匙、省力筷和防止食物洒落的弧形盘以及防滑餐垫，让患者用更少的力气、更单一的动作，克服进餐困难，完成自主进食，维持

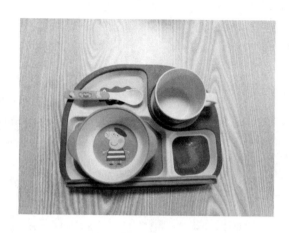

图 3-1 高对比度的食物和液体盛装容器

自理能力,并能降低烫伤风险,同时也减轻了照护者的负担。

对有一定自理能力的认知障碍患者,饮水时可采用带有握柄的水杯(图 3-2)。对卧床和完全不能自理、需他人帮助餐饮的患者,配备有不同型号吸头的流质饮食水杯(图 3-3),此类辅具的优点在于不易洒漏和患者自己可以控制每次的进液量。饮用液体使用细管,半流质食物换管径粗大的。不管何种容器,均有容量刻度,便于统计 24 小时液体摄入量。

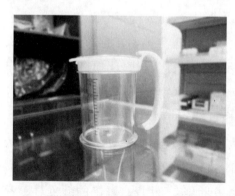
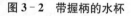

图 3-2 带握柄的水杯

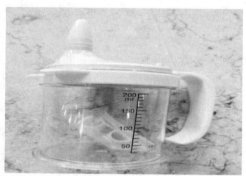

图 3-3 带吸头的水杯

使用不会破损的玻璃系列器皿可为阿尔茨海默病或任何形式的认知障碍患者带来许多益处:如消除与破损相关的所有风险,端庄的杯子设计可以保留患者的尊严,适当增加使用玻璃器皿饮用的乐趣,低导热性可使液体保温更长时间,特别适用于男性患者或大型庆祝活动众人一起就餐的场景(图 3-4)。

其他的餐饮类辅助器具还有围兜(图 3-5)、带吸管防撒碗等,兼顾了认知

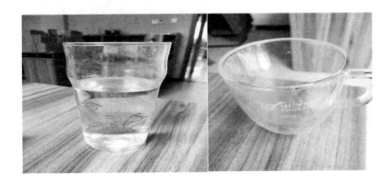

图 3‑4　不会破损的玻璃杯

障碍患者的个人需求,既提高了生活质量,又考虑了安全风险,同时在一定程度上降低了照护者的工作强度。对轻度认知障碍或认知基本不受影响的路易体认知障碍患者鼓励使用,更能维护患者自尊。

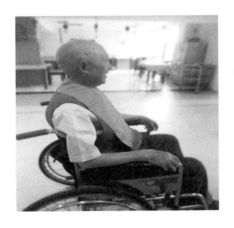

图 3‑5　围兜

对于有交流障碍或因认知障碍已经丧失对食物名理解的患者,照护机构还可以考虑设计有特色的菜单图片。

2. 行走类辅具　使用行走类辅具可以扩展认知障碍患者的活动半径,促进与他人沟通以及增加患者参与社会活动的机会。通过辅具的主动和被动活动,寻找患者情感平衡点,延缓大脑功能减退,并且使用行走类辅具可以减少卧床并发症,如压疮、肺部感染等,降低照护成本。

行走类辅具包括扶手,如安置在走廊、楼梯和厕所的扶手等,设计时要考虑到和墙壁的对比色彩,杜绝浅色的墙壁配浅色的扶手;手杖和齐默式助行架

(Zimmer Frame)可协助具有一定行走能力的患者进行短距离活动(图3-6)。选择的手杖根部要使用防滑橡胶头且配有锥形手柄,使用者手感柔软舒适,减少对手部皮肤的外力损伤。手杖的长度可按照患者的身高来调节,通常由理疗师进行评估以及征询患者的舒适性来决定。三脚和四脚手杖可以提供更高的稳定性,增强患者行走的自信心,特别适用于脑卒中引起的一侧肌力受损的患者。齐默式助行架采用铝制材料制作,配有2个小轮,机动性高,行走时移动便利,轻便稳固,充分体现了人体工程学的要求,为患者的安全行走提供了有力的保障。

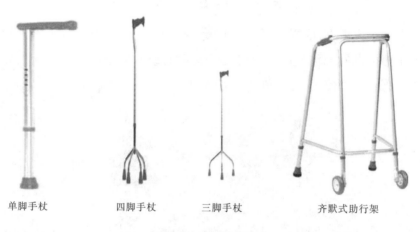

单脚手杖　　　　四脚手杖　　　　三脚手杖　　　　齐默式助行架

图3-6　行走类辅具

患者如需要外出散步、购物,三轮或四轮助步车(图3-7)可作为比较理想的辅具。助步车配有手闸,机动安全,并且配备了置物袋放置物品。四轮助步车还兼有椅子功用。因认知障碍患者无法控制速度和方向,严禁使用电动代步车,否则,不正确的操作不仅会对自身造成伤害,而且对他人也是一种严重风险。

上述辅具适用于有一定行走能力的患者,对于可站立却不能挪步的患者可以使用旋转台,使用时患者将双脚放在踏板上,双手抓住把手,工作人员转动旋转台,旋转到想要坐下的方向,照护者协助患者轻轻坐下。此类型适用于协助患者从床到椅、从轮椅到厕所等情形。

电动移位机是为瘫痪后完全不能自理或者下肢残疾不能活动的患者设计,在工作人员帮助下协助患者起床、离床、上下轮椅。此设备轻便,可折叠,为患

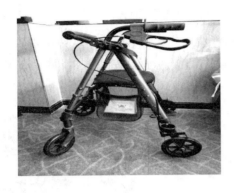

图 3-7　四轮助步车

者活动提供了保障,也避免在人工搬运时因操作方法不当对患者身体造成损伤,以及防止搬运者腰部和其他部位损伤。移位机的出现使得患者的外出变得可能,避免因为行动原因导致长期卧床。其他设备如易滑单可在为完全不能自理的患者进行床上活动和照护(翻身)时使用,提高患者的舒适度,减少皮肤损伤和工作人员的腰腿损伤概率。

　　由于认知障碍患者身体状况差异很大,对轮椅的功能、舒适度、安全性要求也不同,选择种类繁多。如适用于升高腿脚部位的轮椅,位置的高低可以调节。倾斜调节轮椅,背部和头部可以按患者的舒适度进行调节。

　　3. 卫生洗浴类辅具　认知障碍患者往往会出现运动功能的失用,导致意外跌倒的风险性很大,以在卫生间或浴室的发生率最高。因此在卫生间安装和使用一定的辅助设施,可以提高患者日常生活的安全性。升降马桶架能根据患者的身高进行调节,使得患者如厕时减少了下蹲和站起动作(图 3-8)。塑料坐垫舒适安全,便于清洗,为患者如厕提供了安全和卫生的环境。对于无法行走的患者,可使用移动座椅式便桶(图 3-9),使用时将其移放至卧室,清洗后摆放在卫生间,既去除异味,又节约空间,大大优化了患者居住环境,并且座椅式便桶抽取便盆后,可作淋浴座椅用,一椅多用,节约了成本,是家庭和养护机构的首选必备品。其他如便盆、小便壶等可根据患者的具体情况来选用。

　　根据认知障碍患者认知功能损害的特性,新型的养护机构设计出"认知障碍患者保护型洗浴间"(dementia friendly bathroom),简称"智保型"洗浴间。"智保型"洗浴间充分考虑了认知障碍患者视觉空间障碍、定向功能障碍以及环

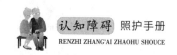
境识别能力降低等因素,通过颜色区分不同物品,例如蓝色马桶盖可以帮助患者快速找到马桶,避免意外发生;无障碍、防滑、防水地面为失能不能站立或行走的患者享受洗浴提供了可能性,而且安全方便(图3-10)。

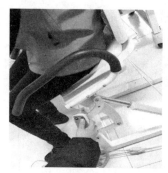
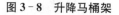
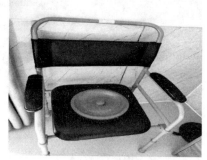

图3-8　升降马桶架　　　　　图3-9　移动座椅式便桶

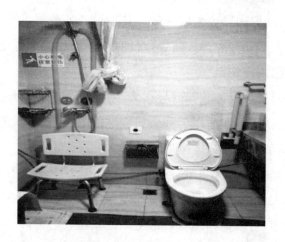

图3-10　"智保型"洗浴间

4. 感官用具　认知障碍患者在光线上的需求是正常人的2倍,而且强调尽量使用自然光线,因此养护院房间布局设计要考虑充分采集自然光。具体不同区域的光线标准见表3-1。灯光控制可选择智能传感控制或者普通开关控制,选择开关要充分考虑失能患者对颜色区分功能的减退(图3-11)。

表 3-1　不同区域光线标准

房间	垂直照明度(Lux)
厨房	300
客厅	600
工作间(办公室、活动室)	600(自然光 300)
卫生间	300
卧室	200
走廊	100～150
楼梯	150

　　Lux(勒克斯):照度单位,被光均匀照射的物体,在 1 m² 面积上所得的光通量是 1 流明时,它的照度是 1 Lux。适宜阅读的照度约为 500 Lux

　　电话沟通已经成为我们日常生活的重要部分,但对于认知障碍患者来说,打电话可能会是一种挑战。由于认知功能障碍,患者已无法分辨或记住数据,普通电话的小键盘按钮不便拨打。大按键电话(图 3-12)使用简单,并且可以加入图片键盘,如子女照片,通过一键拨通模式,为认知障碍患者和家人及朋友联系提供便捷服务。认知障碍患者很容易混淆时间和日期,而时间的遗忘会增加患者的困惑和焦虑,进

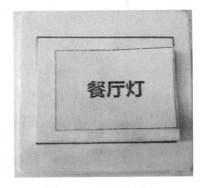

图 3-11　照明开关

而加剧痴呆症状的恶化。"大数据"简明时钟可以增强认知障碍患者感官刺激,便于其掌握时间,规划日常生活。使用配有昼夜图片的时钟,可帮助患者辨别白天和夜晚。时钟要安装在容易看到的位置。

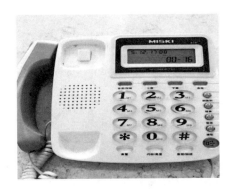

图 3-12　大按键电话

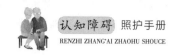

电子智能时钟目前比较普及,但要谨慎使用,对于出生在 20 世纪四五十年代的患者来说,这可能是一个"新鲜物品",但对曾经是机械工程师或者对电子产品痴迷的患者除外。陌生的设备会给认知障碍患者带来恐惧感,严重的可能会引发精神错乱,因此选择设备一定要结合患者的生活背景"量体裁衣",真正做到以患者个体为中心,尽量做到家居化,以免患者排斥。

在养护机构中,标识和指示牌的使用,可以给认知障碍患者提供相关线索,避免走失或走错房间或产生迷茫。使用时标识要保持一致性,安装高度不要超过地面以上 1.2 m。与普通洗手间标识相比,符合认知障碍患者要求的卫生间指示牌(图 3-13),图片和文字结合,颜色鲜明,能和墙面或门对比鲜明,方便认知障碍患者理解和掌握。日常生活中有另一种常见的洗手间标识(图 3-14),对认知障碍患者来说,这种标识可能会产生卫生间内有人的想法而妨碍患者如厕。有些养护机构,把患者自己设计的"记忆盒"(图 3-15)摆放在房间的门上,也可在一定程度上减少患者走错房间的概率。

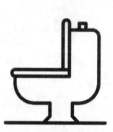

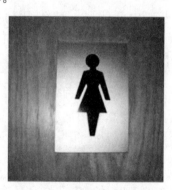

图 3-13　正确的卫生间标识　　　　图 3-14　错误的卫生间标识

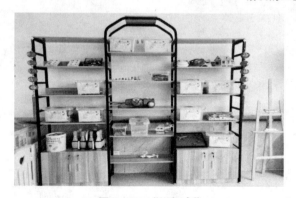

图 3-15　"记忆盒"

第4章
沟通与交流

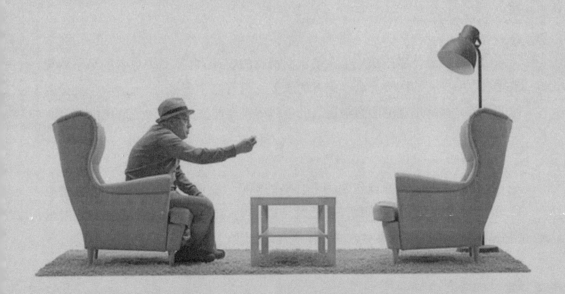

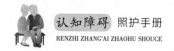
【目标任务】

(1)掌握与患者沟通的技巧。

(2)掌握如何协助患者自主活动。

案例　王奶奶,85岁,入住某养老机构一天。入住时亲属表示,家里请了一位保姆24小时照顾,近日王奶奶出现明显的健忘,忘记自己东西的放置便怀疑与保姆有关,因此与保姆发生矛盾,家人这才把王奶奶送至养老机构。

问题　(1)当患者入住后,作为照护人员我们应该怎样与患者进行交流?

(2)同失智患者交流时有哪些注意事项?

第一节　笑、听、说

一、微笑艺术（笑）

微笑是亲近、友好、快乐等人类正向情感的表述,也是照护患者的最基本要求之一。照护者的微笑有利于患者的康复。只有心中有爱,脸上才会呈现最真诚的微笑。保持乐观的心态与适当的肢体语言会使交流达到更好的预期效果。

二、倾听艺术（听）

一个合格的照护者首先是一个合格的倾听者。倾听时照护者与患者要有目光接触,表示我在认真倾听,并适时予以相应的回应。如果患者在交流时遇到措辞困难,可通过观察对方的肢体语言,适当给予提醒。

三、说话艺术（说）

包括照护者的说和患者的说。首先，照护者要把复杂问题简单化（适用于对待中度认知障碍患者），一次只问一个问题，仅给一种选择，以避免认知障碍患者产生焦虑。其次，照护者说话时语速要慢、吐字要清晰、声调要平和，要等患者理解后再说下一句。最后，要使用短句及患者熟悉的语言和喜欢的称谓，如"谢谢、请、您好"等，少用命令式语言，如"只能、只有、应该"等，严禁使用情绪化、争辩式的语言。例如以下就为不合适问话：您早饭想吃点什么？吃完早饭后想做什么？应改为：您早上想吃稀饭吗？待患者回答后，再问：早饭后去散步吗？患者说话时，照护者除了要认真、耐心倾听外，还可鼓励患者说话时配合使用肢体语言，照护者也可用肢体语言回应对患者语意的理解。照护者只有深入了解患者的生活经历、性格、习俗等才能正确理解其所要表达的意思。对有语言交流障碍的患者可以写或者用图卡交流。为了不扰乱患者的思绪，在交流时注意周围环境要安静、和谐，避免噪声如电视机、收音机等发出的声音。

知识链接

与患者沟通的重要原则
保持同理心，多给患者表达的机会，注意倾听，尊重并关心患者的感受，要理解与接受患者，不要试图改变与否定。

第二节　顺、动、慢

一、孝顺技巧（顺）

孝顺来自照护者内心对年长患者的关爱，替患者分忧，耐心是基础，让患者感到真正宽心和快乐。多陪伴、多了解、多心疼患者，听他们诉说，即使与患者意见不统一时也不要顶撞、勉强患者，要顺从他们的意愿，要有耐心。

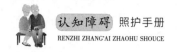
二、活动方法（动）

活动能有效地改善患者的情绪和行为问题，延缓认知障碍者功能的衰退，维持患者的自尊和自信，提高患者的满足感和成就感，让他们享受快乐、安宁的晚年生活。要创造一个友好的人文生活环境，鼓励患者参与力所能及的活动，尽可能地维持患者的生活和社交功能。患者可以参加多样化的活动包括力所能及的家务活动、锻炼身体、社交娱乐活动以及功能训练等。

三、慢动作（慢）

患者年纪大、身体的机能下降、行动迟缓是必然现象。照护者应多关心患者，理解他们行动缓慢的原因，在操作时动作轻缓，忌强拉硬拽，造成患者损伤。

效果评价　　王奶奶入住养老机构有一个月了，在这里每天都很开心，工作人员每天会邀请她去参加早操锻炼活动，她都会积极配合。今天早上工作人员去请她一起参加活动，但是她不愿意参加，一直说："我不能出去，我今天要等家里人来看我。"但是据工作人员了解，患者亲属昨天已经来过了，今天并不会有人来看望她。

问题　　（1）与王奶奶沟通要注意哪些方面的问题？
（2）现在你打算怎样说服患者去参加活动？

第5章

生活照护

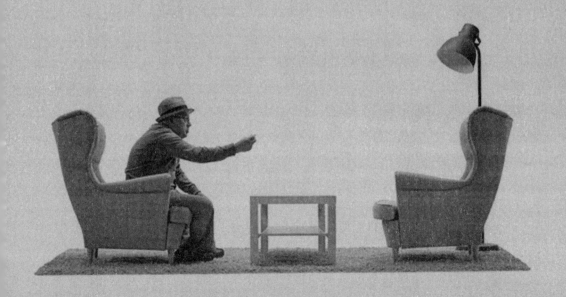

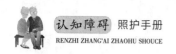
【目标任务】

(1)掌握认知障碍患者生活照护的要点。

(2)了解饮食的选择及掌握进食障碍的应对。

(3)掌握饮水的照护要求。

(4)掌握患者排泄需求的判断及照护。

(5)掌握个人卫生清洁照护。

(6)掌握睡眠障碍的照护。

案例　　王奶奶,85岁,高血压病史20年,5年前患脑梗死,右侧肢体轻度障碍,生活基本能自理。几个月前,她在户外活动时不慎摔倒,造成股骨颈不完全骨折,于当地医院治疗后出院回家,没有进行进一步康复治疗。现老人身体虚弱,吃饭、穿衣、上下床、如厕需要适当照顾,行走也需要辅助使用助行器才能完成,户外活动减少,家人将其送至养老机构。

问题　　如何为患者制订一份生活照护计划?

第一节　吃、喝

一、膳食（吃）

（一）饮食的重要性

老年阶段有其独特的生理代谢特点,如基础代谢率、细胞活力及各器官功能均有不同程度的降低。认知障碍中晚期患者会出现味觉与嗅觉的改变,加之药物的副作用会造成其对饥饿不敏感、食欲下降或者完全忘记对饮食的需求。

故重视认知障碍患者的营养供给,使患者获得机体需要的营养素和能量,对维护患者身体健康具有重要意义。

（二）认知障碍患者的营养基本标准

1. 六大营养素每日需求

蛋白质:80～90 g/d。

脂肪:50 g/d。

糖类:80～120 g/d。

水:2～3L/d。

矿物质及微量元素:钙、铁、锌、磷、碘、维生素。

2. 地中海饮食 有研究表明,高纤维、低脂肪的地中海式显著饮食习惯将有利于减缓认知障碍患者的病情恶化,使认知障碍患者的死亡风险显著下降。

3. 保持标准体重,防止营养失调 对"过食"患者要预防肥胖,对"拒食"患者要保证营养供给,每周检测体重一次,根据体重合理安排饮食。患者的体重是否标准可根据身体质量指数进行判断,身体质量指数（body mass index,BMI）＝体重(kg)÷身高(m)^2。BMI 的正常范围为 18.5～23.9,BMI≥24 为超重,BMI≥28 为肥胖,BMI＜18.5 为体重过低。选用国际营养不良筛检工具（malnutrition universal screening tool,MUST）来评估患者是否有营养不良风险。MUST 具体计算如下:

第一步:BMI 20 以上为 0 分;18.5～19.9 为 1 分;小于 18.5 为 2 分。

第二步:过去六个月的体重下降评分:5% 为 0 分;5%～10% 为 1 分;大于10%为 2 分。

第三步:急性病评分,有为 2 分,无为 1 分。

第四步:前三步评分相加。

0 分——无风险   按正常生活饮食计划安排。

1 分——中度风险   观察与鼓励患者进食,采用进食表格记录每餐进食量和食物种类。提供患者喜欢的食物及在两餐之间增加饮食。

2 分或以上——重度风险   在中度照护措施的基础上请营养师介入,合理给予富含营养与热量的膳食,增加用食次数,提供能增加热量的食物如奶昔或以新鲜果汁替代茶水,睡前提供奶制品热饮等。鼓励家属带来患者平时喜欢的家庭口味食物或零食,在情况允许的条件下让家属参与患者进餐活动。同时每

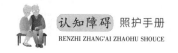
周检测体重并记录。

（三）认知障碍患者进食障碍的表现

1. 各期进食障碍的表现 由于认知障碍患者的认知和记忆力功能障碍，在照护上除了掌握老年人的一般饮食要求外，还要特别注意认知障碍患者的"过食"和"拒食"，在认知障碍的不同时期，分别有不同表现。

早期：忘记吃饭时间；或者看到就吃，无法自我控制，不知道已经吃饱或未食；丧失分辨可食或不可食食物的能力，或不能区分自己的食物和他人的食物。

中期：无法用语言表达饮食需求，容易分心；进食时牙关紧闭拒食或将嘴中食物吐出。

晚期：将食物含在嘴里不下咽；吞咽困难；视力障碍，无法识别餐具与食物，依赖他人帮助以至于发展为丧失自我进食的独立性，直至最终经鼻胃管进食。

2. "过食"患者的照护 认知障碍患者没有饱腹感，不记得刚刚已经吃过饭，看见食物就要吃。照护者可通过让患者少食多餐，多吃蔬菜水果、肉类以鱼和鸡肉来取代高脂肪的猪肉等，控制食物总热量，还可以通过转移患者注意力的方式，如让患者做自己喜欢的小游戏等，使其忘记吃饭这件事情。

3. "拒食"患者的照护 患者出现牙关紧闭、拒绝进食时，在排除口腔疾病而致的拒绝进食后，可以替换其他食物。如果患者坚持拒绝，可稍等片刻后再继续尝试，或者带患者做一些自己喜欢做的活动，然后再慢慢过渡到吃饭这件事。若患者坚持不吃，需详细记录文档，提供两餐之间的点心及其他食物。如患者在下一餐还继续拒食，需报告检查是否因为身体不适而造成拒食。

（四）认知障碍患者饮食照护要求

1. 制订就餐计划 根据患者的作息时间与饮食习惯制订个人的就餐时间及营养搭配：

早餐：7—9点，最重要，要保证供给充足的能量。饮食种类应丰富、多样。

中餐：11—13点，给予高纤维、高蛋白、低盐、低脂饮食。膳食品种多样、色泽鲜艳，以提高患者的食欲。

晚餐：17—18点，以素多荤少为宜，食物要易消化，确保夜间良好的睡眠。

2. 餐前准备

（1）就餐环境：餐厅要宽敞、光线明亮、无异味、无噪声，认知障碍患者对就餐环境熟悉、有愉悦感，可以播放柔和的音乐来增进食欲。

（2）洗手、系围兜、协助佩戴义齿。

（3）固定时间、地点以及餐桌位置就餐：餐桌布置简单，桌布以纯色为主，避免患者出现注意力分散和迷糊，餐椅应该结实稳固，确保安全。

（4）餐具的选择：根据患者使用餐具的能力，为患者准备好合适的餐具，如方便握、拿的宽柄勺子。碗和盘的颜色与桌布、食物的颜色有明显的区别，避免患者出现视觉上的混淆，进而出现混乱狂躁。

3. 餐中照护

（1）就餐的体位：研究证明，认知障碍患者会模仿其他人就餐，因此尽量请认知障碍患者坐在餐桌旁共同就餐。对于卧床者应抬高床头，尽量让患者坐起或者头偏向一侧。照护者在患者有活动能力的一侧喂食，避免误吸、呛咳等，工作人员坐在一侧与患者平起的位置。

（2）食物的温度：一般以 50℃ 为宜，也可因人而异。对于吃流食的患者，照护者应在前臂掌侧下缘测试温度，防止过热或过冷。

（3）防止噎食：认知障碍中、晚期患者咀嚼、吞咽功能均受损，照护者应将食物切碎，提醒患者细嚼慢咽，不可催促进食。喂食要做到次多、量少，喂食动作轻柔，确认患者完全吞咽后再继续喂食，避免呛咳引起吸入性肺炎。

4. 就餐后照护

（1）协助患者餐后洗手，漱口清洁食物残渣。

（2）保持原进餐体位 30 分钟后再变换体位。

（3）鼓励患者餐后稍事活动。

二、饮水（喝）

（一）水的重要性

"水是生命之源"，参与人体内新陈代谢全过程。水是人体内主要的流体，对于高龄老人而言，体重的 50％～60％ 均为水分。水可以维持人体体液的正常浓度；食物消化和吸收的每一个过程都需要水的参与；同时食物残渣以及代谢废物也需要水的帮助，才能顺利排出体外。

（二）饮水的好处

晨起空腹喝 200～500 ml 的水，可以补充夜间流失的水分，预防脑血栓、心肌梗死等疾病的发作。

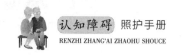
中餐、晚餐前半小时喝水,有助于促进消化液的分泌,帮助消化。

上午 10 时、下午 3 时各喝 300 ml 的水,可以满足人体生理和活动的需要。

晚上临睡前喝一杯水,有助于降低血液黏稠度,预防心脑血管病,并且有助于细胞再生和修复。

（三）缺水的危害

见表 5-1。

表 5-1　缺水的危害

缺水占体重的比例	表现
1%～2%	意识障碍
2%～3%	发热、循环机能低下
5%	运动机能低下
7%	出现幻觉
10%	死亡

（四）认知障碍患者饮水照护要求

（1）每天饮水量在 1 500～2 000 ml,可分为 8 次完成,每次 200 ml 左右,也就是日常所说的每天 8 杯水。

（2）通过与患者亲属沟通,充分了解认知障碍患者早期的生活习惯,便于合理安排饮水时间。

（3）部分认知障碍患者由于担心被人谋害,因此对饮水存在排斥现象。照护人员平日应与认知障碍患者建立良好的人际关系,让患者产生信任感,也可以与认知障碍患者共同饮水打消其疑虑。

（4）对于饮水比较排斥的患者,照护人员可先喂饮果汁、绿茶、花茶、牛奶等代替品,再慢慢过渡为喂白开水。

（5）吞咽困难的患者,应少量多次饮水。借助于吸管或注射器从健侧喂饮,如出现呛咳等应立即停止喂饮。

（6）经鼻胃管进食、进水者,须保证每日进水量,同时保持口唇清洁、湿润。

（五）认知障碍患者饮水的注意事项

（1）以端坐位或站立位为主,对于卧床者应抬高床头,确定患者完全咽下口腔内的水后,再喂下一口。

(2)小口小口地喂水,以防呛咳的发生。

(3)水的温度控制在 35～40℃。

(4)不饮用储存过久的水。

(5)喝盐水会使口干加重,长时间饮用还会引起血压升高,故患者应少喝盐水。

第二节　拉、撒、睡

一、排泄（拉）

排泄包括排便和排尿,均受意识控制。认知障碍患者由于大脑受到损害,随病情的发展会出现不同程度的排泄异常。

（一）认知障碍患者常见的排泄问题

1. 随地大小便　由于记忆力丧失与卫生间的标识不明显,会对认知障碍患者寻找卫生间造成困难;或因患者肢体运动障碍导致行动不便、视力辨别能力减低等,或者由于通常卫生间的颜色都是灰白色,导致患者无法辨别厕所的具体位置。

2. 直接在裤子里排尿、排便

(1)由于沟通能力下降,患者不知道如何表达自己有大小便的需求,在得不到及时帮助的情况下将大小便排在裤子里。

(2)出于自尊,患者不愿意在他人帮助下完成排泄,而自身又不能妥善处理好排泄。

(3)患者行动缓慢,有尿意和/或便意时来不及到卫生间,甚至来不及脱下裤子,在憋不住的情况下排尿或排便。

(4)其他原因引起,如尿路感染与腹泻等。

3. 排尿、排便失禁

(1)因脑部病变失去对尿意和便意的反应能力。

(2)无法控制大小便。

(3)其他疾病的影响。

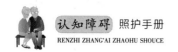
4. 玩弄排泄物　把排泄物涂抹在被子、衣服及墙上。

(1)认知障碍患者不知道排泄物为何物,误认为是其他东西。

(2)滞留在衣服内的排泄物使患者感觉不舒适,采用此办法将排泄物转移到其他地方。

(3)患者自尊心比较强或是有羞耻感,把误排后的排泄物藏起来,企图不让他人发现。

5. 便秘　因患者长期卧床、活动量较少或饮食过于精细、饮水量少、排泄时间受限制,甚至药物的副作用等原因,使得部分患者出现便秘。

6. 其他排泄障碍　腹泻、尿潴留、肠胀气等。

(二)照护方法

1. 排泄活动的评估

(1)照护者通过对患者日常生活的细心观察,熟知患者每日如厕的时间和次数,帮助患者调整好排泄习惯。

(2)认知障碍患者没有能力用语言来表达想去卫生间的需求,可能会用肢体语言来替代,例如当患者出现拉扯裤子、坐立不安、发出不寻常的声音、躲在角落里等异常表现时,照护者要通过这些反应,知道患者是有便意,有去卫生间的需要。

2. 排便环境的设置

(1)卫生间门口张贴醒目标识,方便患者及时找到卫生间。

(2)无论白天或黑夜,卫生间都要保持充足的照明,方便患者如厕。

(3)卫生间的门始终保持开的状态,使患者能够看到马桶,知道这里是如厕的地方。

(4)马桶边安装有扶手,方便患者抓握,提供安全保障。

(5)夜间房间内放置便携式马桶或马桶椅。

(6)患者房间不放置垃圾桶和花盆等物品,以防患者把这些物品误认为是便器而就地大小便。

3. 排便的引导与陪护　根据不同患者的身体情况制订个性化照护计划。

(1)当认知障碍患者独立、成功地完成整个排便过程后,照护者要温和地夸奖患者。

(2)患者如厕后,照护者要检查患者是否真正排尿或排便,协助患者擦洗肛门、冲净便器。

（3）患者应穿轻便易穿脱的裤子，以松紧裤为宜，以免因动作慢，来不及脱裤子而造成大小便污染被服。

（4）照护者能够快速识别患者已排尿和排便的迹象，如房间出现异味、被服被污染、将脏衣物及照护垫藏起来等行为。

（5）定时提醒或陪伴患者如厕　具体操作如下：晨起后一次；白天时段，根据患者的不同情况，每隔 2 小时提醒或陪伴患者上一次卫生间；患者进餐或喝水后 1 小时左右，可询问患者是否想去卫生间；临睡前再如厕一次。

4. 失禁患者排泄管理　几乎所有的认知障碍患者最终都会出现丧失行为能力，无法自行大小便，使用一次性尿不湿或照护垫。常规照护中，要了解患者排便习惯，定时为患者清洗、更换尿不湿；部分患者对尿不湿不适应，可先使用便器，慢慢过渡到尿不湿或尿垫。

5. 对便秘者的照护

（1）患者应在照护者的陪同下，适当增加活动量，如慢走、做操等。

（2）保证每日摄入充足水分，可在晨起后喝一杯温的蜂蜜水促使排便。

（3）多进食新鲜的果蔬以及富含纤维的食物，烹饪方法以蒸、煮为主。

（4）每日起床、睡觉前，为患者进行顺时针腹部按摩，增加肠蠕动。

（5）必要时借助药物配合治疗。

（6）文字表格记录，以便采取有效措施。

二、清洁（撒）

清洁是人的生理需求，是个体健康的重要保证。通过清洁可以让患者身体舒适，心情愉悦，满足患者的基本需要与自尊需求。

（一）仪容仪表的修饰

包括面容、发饰以及衣着的修饰。

认知障碍患者失去自我修饰能力，着装、仪容修饰均无法自己完成，需要在照护者的协助下完成。

1. 面容修饰　认知障碍患者常常不知道如何洗漱，分不清哪条是洗脸毛巾。

照护方法：

（1）通过了解和熟悉患者职业、爱好、家庭背景等，与认知障碍患者建立良

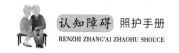
好的信任关系。

（2）为患者洗漱前做好沟通及解释工作。

（3）调节合适的水温，并让患者先用手感受水的温度，待患者适应水温后再为其洗脸。

（4）将毛巾拧至不滴水，为患者依次擦洗，着重清洗眼睑、口角等易藏污垢的部位。对于有活动能力的患者，鼓励患者自己洗脸，必要时握着患者双手协助其洗脸。

（5）洗脸后涂抹患者喜欢的面霜，必要时进行简短的按摩，使其享受洗脸的过程，以便日后患者配合洗脸。

（6）为患者定期修剪鼻毛，清除耳垢。如患者不愿配合，可请耳鼻喉科医生协助。

2. 发饰修饰　　协助患者进行发型修饰，使患者充满活力，维护自尊。

照护方法：

（1）选择材质好的梳子，如牛角梳、木梳，梳齿要圆钝。梳头时用力不可过大，忌硬拉扯，梳头过程中经常询问患者力度是否合适。

（2）选用柔顺的洗发水及护发素，以减少头发打结现象。如遇头发打结，可用30%酒精涂抹，再小心梳顺。

（3）动员患者留短发。如为长发，可根据患者喜好选择合适的发型。

（4）对于认知障碍患者不使用金属、锐利发饰，以免患者误食或误伤。

（5）定期清洗头发，保持头发清洁干净，必要时可进行头皮按摩，促进血液循环。

（二）口腔清洁

对口腔进行清洁是维持口腔健康的重要方式。口腔不洁会影响患者的食欲，引起口腔疾患，给患者的身心带来危害，因此照护者要督促并协助患者进行口腔的清洁。

口腔清洁方式主要包括刷牙、漱口、牙线的使用以及超声波洁牙，由于患者配合度较低，实际工作中以刷牙、漱口为主要清洁口腔方法。

1. 常见问题

（1）不愿意刷牙。

（2）忘记刷牙。

(3)不知道如何刷牙。

(4)佩戴义齿方法不正确及不知道如何清洁义齿。

2. 照护方法

(1)与患者建立友好、相互信任的关系。

(2)根据患者的喜好选择不同的牙具。牙刷应刷毛软、刷头小,选用可食用牙膏。

(3)对于拒绝刷牙的患者,要了解患者是否存在口腔问题,必要时告知医生。

(4)督促有刷牙能力的患者每日早、晚刷牙,餐后漱口,照护人员可以和患者一起刷牙,起到示范和促进作用。

(5)照护人员指导佩戴义齿的患者如何清洗及保存义齿,对于不配合的患者,须耐心沟通,转移患者注意力。

(6)确保认知障碍卧床的患者每日早、晚刷牙,餐后漱口。

(7)对于易吞咽漱口水的患者,餐后漱口水应改为温开水。

(8)必要时给予不配合刷牙、漱口的患者口腔护理。

3. 注意事项

(1)当患者抗拒刷牙或刷牙过程中出现痛苦表情等,说明患者可能存在口腔问题,照护员应该及时上报,以便患者可以得到及时的治疗。

(2)患者佩戴的义齿必须定时清洗,在冷开水中保存,每日更换清水 1 次,存放地点需隐蔽,以防认知障碍患者误食或收藏起来。

(3)认知障碍患者很难表达清楚自己口腔不适,照护者应该了解患者的心理和常见问题,在检查和治疗过程中耐心引导并安慰患者,消除患者的恐惧心理。

（三）皮肤清洁

皮肤是人体最大的器官,主要承担着保护机体、调节体温、感觉冷热和压力等功能。皮肤清洁方式主要包括:沐浴、擦浴、会阴清洁等。因沐浴、擦浴照护过程中涉及隐私部位,患者会感觉到不愉快或受到威胁等,从而发生辱骂、尖叫甚至攻击人等行为。

照护方法:

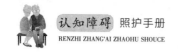
1. 沐浴

(1)了解患者的活动能力:鼓励患者自行沐浴,工作人员全程陪护防止发生意外(摔伤、烫伤),提供适当帮助,如调节水温(40℃左右)、室温(24~26℃)和准备换洗衣物等。

(2)浴前准备:提前与患者沟通沐浴事宜,并准备好毛巾、拖鞋、洗发水和沐浴露等。

(3)关注患者感受:在沐浴过程中要注意关注患者感受,如询问患者:"奶奶,水冷吗?要我帮忙吗?"

(4)帮助患者适应沐浴过程:选择固定时间为患者沐浴,使用简单的词语指导患者沐浴,如:"奶奶,请把脚放到脚盆里。"特别注意不可拿着花洒直冲头部,以免造成患者恐惧。应先从下肢开始,并询问患者水温是否适宜,待适应水温之后再洗头部。

(5)简化沐浴过程:沐浴时间不宜过长,选择二合一沐浴洗发水。

(6)浴后照护:检查患者是否有皮肤疾病,必要时涂抹药膏,皮肤干燥可适当使用润肤乳,失禁或卧床者皮肤褶皱处可使用爽身粉。

如果患者拒绝沐浴,可以灵活性选择时间,在沟通时尝试替换洗澡一词为水疗,浴室的环境可以稍加装饰,例如:使用蜡烛、干花瓣并播放轻音乐。让患者自己选择合适的水温,在整个洗澡过程中注意保护患者隐私。

2. 擦浴

(1)操作前与患者解释沟通,鼓励患者自行擦浴。

(2)注意保暖及隐私:操作前关闭门窗,调节室温(24~26℃)和水温(40~45℃)。

(3)擦洗脸部时注意洗净眼睑、嘴角及耳郭后等易藏污垢部位。

(4)注意穿(先穿对侧、再穿近侧,如有疾患,先穿患侧、再穿健侧)、脱(先脱近侧、再脱对侧,如有疾患,先脱健侧、再脱患侧)顺序,擦洗过程中注意询问患者有无不适。

(5)先洗上半身再洗下半身,最后洗净会阴部。

(6)对于长期卧床者,要加强对受压部位皮肤的观察。

(7)定期修剪指(趾)甲,以免患者划伤自己。

3. 会阴清洁

（1）每日协助患者清洗会阴部，更换内裤；使用纸尿裤者，要定时更换。

（2）留置导尿管者，每日擦洗会阴，擦洗过程中注意保护患者隐私，必要时给予会阴冲洗。

（3）清洁时注意观察会阴部有无红肿、分泌物增多等现象，如有异常及时就诊。

（四）晨晚间照料

为了保持患者清洁、舒适，预防并发症并保持室内整齐美观，照护者每日要进行晨晚间照护，工作内容包括协助患者穿脱衣物、整理房间及床铺等。

1. 协助患者穿脱衣物

（1）认知障碍患者失去对冷暖的感知，会出现夏天穿棉袄、冬天穿衬衫的现象，照护者应协助患者穿衣。根据天气为患者选择合适的衣物，避免认知障碍患者逆季节穿衣，同时不以年轻健康者的感知觉标准为认知障碍患者增减衣物，如认知障碍患者夏季可穿春、秋季衣物，但不宜穿得太多，以免出汗，经冷风一吹，反而容易感冒。

（2）对于丧失识别穿衣顺序能力的患者，照护人员应整理好衣服的正反面，将次序排好，并依次递给患者，避免内衣外穿。

（3）简化衣物：尽量不穿套头和纽扣多的衣服，宜穿对襟衣服。根据季节选择 1～2 套患者喜欢的衣物，避免认知障碍患者因衣物的种类多，不知如何选择，造成混乱。

（4）患者如出现扣错纽扣现象，照护员可婉转地提示及鼓励，告知患者可从领口处开始依次扣。若患者坚持自己的扣法，照护人员可先暂停劝说，稍后再尝试，千万不要强迫患者重新扣扣子。

（5）对于有穿衣能力的患者，照护人员要鼓励其自己穿衣，可在一旁指导并为患者适当整理。

（6）部分认知障碍患者有步态不稳现象，要确保鞋子大小舒适、防滑，日间活动时尽量不给患者穿拖鞋。冬季穿保温、透气、防滑的棉鞋，穿防寒性能较优的袜子，其他季节穿轻便布鞋，方便患者穿脱和活动。

（7）注意身体重要部位的保温，如背部、上臂、腹部、腰部和大腿的保暖。即使在室内，添加一件棉背心，戴顶"老头帽"，对防止受凉有很大帮助。

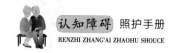
2. 整理房间物品

(1)房间物品摆放应简单实用(根据患者喜好陪同患者布置房间),家具靠墙放置,位置固定,不可放置剪刀等锐利物品,防止患者自伤以及伤害他人。

(2)减少电源插座,防止患者误伸手指触电。

(3)水瓶内应放置温水,不放热水,防止患者烫伤。

(4)房间不摆放镜子,防止认知障碍患者看见镜中的自己发生攻击行为,打碎镜子,发生意外。

(5)保洁员打扫卫生时不可携带"84消毒液"等清洁剂,防止患者误食。

3. 整理床铺

(1)选择棉质、暖色调的床上用品,可根据患者喜好选择颜色,不带长绳及拉链,防止划伤患者。

(2)鼓励患者每日晨起自行整理床铺,必要时给予协助。

(3)被褥经常晾晒,保持清洁、松软,并起到消毒杀菌作用。

(4)每周定期更换床上用品,对于大小便失禁患者应随脏随换,保持床位整洁、干净、无异味。

(5)留置导尿者整理床铺时注意妥善固定导管,防止导管滑脱、扭曲和受压。

(6)为卧床患者更换床单,应注意拉上床栏,防止患者坠床。

三、睡眠(睡)

睡眠是一种重要的生理现象,睡眠质量的高低可影响人的健康状况。所有的认知障碍患者均有不同程度的睡眠障碍。

(一)认知障碍患者睡眠障碍的表现

(1)夜间活动或躁动:表现为难以入睡、亢奋、乱喊、多梦易醒。

(2)睡眠时间短。

(3)夜间觉醒次数多,睡眠质量差。

(4)昼眠夜醒。

(二)照护措施

1. 营造舒适的睡眠环境

(1)可根据患者需求调节适宜的光线强度,切忌嘈杂喧闹,光线应明亮,夜间开启小夜灯,方便患者夜起如厕,温度控制在 22～24℃,湿度为 50％～60％。

(2)睡眠的姿势以侧卧,尤其右侧卧位为宜,双腿微曲,脊柱略前弯,右手屈肘放枕前,左手自然放在大腿上,这样的姿势可使全身肌肉松弛。

(3)选择合适的窗帘:因认知障碍患者担心窗外有人会窥探自己,产生害怕心理,故需拉上窗帘。应从材质、颜色、纹理以及款式综合考虑窗帘的选择。颜色不宜过暗或过亮,不宜过于花哨,以免对患者造成不良刺激。

2. 合理安排睡眠时间

(1)如患者有午睡习惯,可以把午睡时间安排得早一些,同时控制时间在30～60 分钟为宜。

(2)午睡时间即使再短,也要换上舒适的衣服,躺在床上睡觉,而不能随意靠在沙发上或躺椅上。

(3)晚上按时就寝,早晨按时起床,保持正常的作息规律。

3. 鼓励多晒太阳

(1)阳光照射身体可以促进肾上腺素、甲状腺素以及性激素的分泌,可有效改善情绪低落、精神抑郁等不良心理。

(2)有助于身体产生更多的维生素 D_3,促进钙质的吸收,每天以 30～60 分钟为宜,同时避免晒伤。

4. 日间活动多样化　带领患者每天上午、下午各进行 1 个小时左右的活动,如:唱歌、做手指操、玩益智游戏、读古诗词等,这将有助于睡眠。睡前不宜让患者进行兴奋性活动,如看战争片等,否则容易让患者变得兴奋而影响睡眠。

5. 合理控制饮食　晚饭不宜过饱、过迟,睡前避免摄入兴奋性的食物(咖啡、绿茶等)。

(三)夜间躁动患者的照顾

(1)对躁动且容易摔跤的患者进行一对一的看护。

(2)做好安慰工作,让患者知道自己处于安全的环境。

(3)播放轻音乐,促进患者的睡眠。

(4)确认患者是否因如厕需要而影响睡眠,可询问或每 2 小时带领患者至厕所。

(5)若患者坚持要起床,照护人员可陪伴患者在房间或走廊短时间散步,再引导其回房入睡,必要时在房间进行陪护。

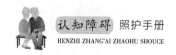
（6）对于狂躁较明显，已经影响到他人或给他人生活带来危害的患者，可根据医嘱对其进行药物治疗，必要时在征求家属同意的前提下给予约束带约束。

效果评价

王奶奶入住养老机构后身体虚弱，吃饭、穿衣、上下床、如厕需要适当照顾，行走也需要在照护下使用助行器才能完成，近日出现明显的健忘症状，"说前忘后""一个话题反复说""不愿与别人交流""脾气越来越大"，夜间会经常起来收拾衣物，不能按时睡觉。

问题

（1）您认为王奶奶存在哪些健康问题？

（2）如何根据健康问题制订照护计划？

（3）针对王奶奶夜间睡眠不规律的问题您该怎么做？

第6章

社会心理疗法

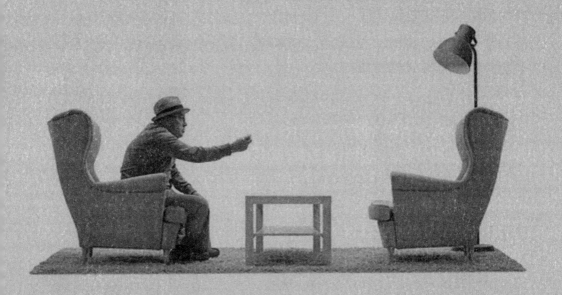

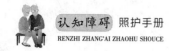
【目标任务】

(1)掌握认知障碍社会心理疗法。

(2)掌握如何对认知障碍患者进行作业疗法。

(3)掌握认知障碍的亲情疗法。

案例 某养老机构入住了一位刘奶奶,79岁,丧偶,高中文化。10年前退休,退休前为某小学教师,工作期间与同事相处融洽,退休后与原同事几乎没有联系。几个月前亲属发现患者健忘,说话经常重复,有时候会对着过去的照片自言自语。亲属带患者就诊后,确诊患有早期阿尔茨海默病。医生建议患者多做些益智活动,延缓记忆力减退。

问题 问题:作为工作人员,应该怎样为患者进行活动安排?

第一节 学习疗法

一、老年大学

针对认知障碍患者,老年大学主要开设的课程有唱歌、诗歌朗诵等。

（一）唱歌

1. 活动目的 歌唱时能使患者心情愉快,对强迫症、抑郁症都有辅助治疗效果,这是其他运动所无法代替的。

2. 活动频次 每周开展2次,每次时间为30~60分钟。

3. 活动地点 楼层活动大厅或宽敞的房间。

4. 物品准备 音箱、话筒、歌单和歌词(可视患者情况每人一份)。

5. 照护人员 每次至少有3名照护人员参与,带领认知障碍患者唱歌、打节拍,协助患者饮水、如厕等。

6. 活动流程　照护人员事先选择一些能够勾起回忆的音乐,如经典、怀旧金曲老歌(《我爱你中国》《红梅赞》《红星闪闪》《我的祖国》《我是一个兵》《松花江上》《没有共产党就没有新中国》等),播放音乐,让患者跟着节奏大声歌唱,同时鼓励认知障碍患者在享受音乐时加入动作。

（二）诗歌朗诵

1. 活动目的　朗诵能够刺激人体的小脑以及边缘系统,影响患者的平衡与运动的能力。

2. 活动频次　每周1次,每次时长30~60分钟。

3. 活动地点　楼层活动大厅或宽敞的房间。

4. 物品准备　移动白板、白板笔、诗歌词本(视患者情况每人一份)。

5. 照护人员　每次至少有3名照护人员参与,带领认知障碍患者朗诵诗歌词,确保患者安全,协助患者饮水、如厕等。

6. 活动流程　照护者将事先挑选好的、简单易懂的诗歌词写在白板上,先教患者朗读,逐步过渡为由工作人员读上句,让患者读下句。

二、益智类活动

1. 方法　经常开展的项目有数字益智、读书报、益智七巧板拼图、骰子算术、雪花片拼装、涂鸦绘画等。根据患者表现给予不同形式的奖励,如口头表扬,奖励小红花、小贴画等。

2. 活动频次　每周根据情况开展,每次时长约30分钟。

3. 活动地点　楼层活动大厅或宽敞的房间。

4. 照护人员　每次至少有3名照护人员参与,调动现场气氛,确保患者安全以及协助患者饮水、如厕等。

5. 活动流程

(1)数字益智:通过对数字的书写和计算,锻炼患者脑部思维功能。工作人员将数字1~10写在白板上,教患者们读出来,可根据认知障碍患者的认知障碍能力酌情加减,再用加减法锻炼患者的计算能力。

(2)读书报:照护者提前准备好趣味性高或针对性强的书籍和报纸,读给患者们听,鼓励识字患者参与朗读,提高其口语表达能力。

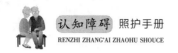
(3)七巧板拼图:工作人员提前准备好七巧板,邀请双手或单手有活动能力的患者集中至楼层大厅,请患者拼凑出不同的图案,并对患者拼凑的图案进行图片采集。

(4)骰子算术:照护者事先准备好大骰子,方便患者直接观察。请患者将手中的骰子扔至地上,读出并记住骰子数,两次或多次后让患者将自己的骰子数相加并说出最后的结果,起到锻炼患者大脑的作用。

(5)雪花片拼装:照护者准备好雪花片,邀请双手或单手有活动能力的患者,请患者们根据雪花片的形状相互对接拼插,构建出不同造型,如建筑、家具、交通工具、动物、花卉等。

(6)涂鸦绘画:照护者准备好画册及画笔,邀请双手或单手有活动能力的患者,请患者根据自己的绘画内容进行填充涂鸦。

第二节　亲情疗法

经常开展的亲情疗法包括为长者庆生、老友相聚、家庭用餐、外出探望、亲属探视及语音视频、怀旧类活动。

目的:保持家庭纽带的联络,增加患者与亲属的交流机会,使认知障碍患者具有归属感和安全感;使患者拥有被爱的感觉,减轻其对家人的思念;增加认知障碍患者与亲属之间的交流,彼此分享心得,给予鼓励、支持。

一、长者庆生

1. 开展形式　分为养老机构集体庆生、单元集体庆生和家人庆生。

2. 时间　每月一次,固定某日下午举行。

3. 地点　楼层活动大厅。

4. 养老机构集体庆生及单元集体庆生流程

(1)准备工作:提前一周通知长者亲属活动时间,活动的前一天再次确认亲属参加;生日当天营养膳食科为长者提供一份长寿面和荷包蛋。

(2)当天活动:准备蛋糕——介绍庆生长者——点蜡烛——唱生日歌——许愿——吃蛋糕——节目表演;也可准备好食材,由长者和亲属一同制作蛋糕,分享创作的快乐。

（3）采集庆生活动照片：家庭大合照和小家合照。

（4）打印照片贴于长者房间和楼层展示区域。

5. 家人庆生流程

（1）长者生日当天由膳食科为长者提供长寿面、荷包蛋等。

（2）工作人员告诉其他患者，大家一同为生日长者祝贺。

（3）家人购买鲜花和蛋糕为长者庆生，工作人员帮忙点蜡烛、唱生日歌、拍照，与家人一起为长者祝寿。

（4）有条件的机构可在长者入住时向其家人介绍机构的家庭聚餐服务，家人在长者生日当天可预定包厢，定制菜品，进行家庭聚餐。

二、老友相聚

1. 人员　根据患者意愿安排老友相聚活动，每次安排老友人数为 1～3 人。

2. 时间　患者入住以后确定老友相聚的时间。

3. 流程

（1）邀请患者亲属参与老友相聚的活动安排。

（2）与患者亲属沟通，了解患者的工作单位、部门，告知老友相聚活动的内容。

（3）协助患者亲属联系老友。

（4）工作人员提交"老友相聚申请表"至客服部，确定时间。

（5）提前确定接送车辆、接送地点、时间和营养餐。

（6）老友相聚活动开展当天落实工作人员，全程陪同接送、介绍患者入住后表现及养老机构情况；安排场所供患者与老友聊天，工作人员负责会场服务工作。

（7）采集活动照片并冲洗。

三、亲友探视

（1）养老机构为患者提供家庭聚餐的场所及设施，家人有需要时可提前向膳食科预定包厢、定制菜品、确定用餐时间。

（2）节假日前一周膳食科推出假日包厢套餐，根据家人预定的先后顺序进行安排。

（3）工作人员安排患者至餐厅，准备患者常用的碗筷、围兜和药物，叮嘱家人服药的要点。

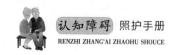
（4）根据意愿采集家庭聚餐照片。

四、住院探望

（1）患者如遇特殊情况需要在外院进行医疗诊治，安排社工部和照护单元工作人员前往医院看望患者。

（2）社工部门确定患者所住医院、科室、床号，与照护单元工作人员对接看望时间。

（3）社工部门购买礼品，与照护单元工作人员一同前往医院看望患者，带去养老机构内领导及好朋友的问候，了解患者治疗方案及近期情况，并嘱咐患者安心养病。

（4）回院后向领导及患者好朋友汇报患者情况。

五、其他

工作人员积极与患者亲属沟通，保证每周至少探望患者一次，在外地或国外的亲属可开展语音视频沟通。

1. 亲属探视　见表 6 - 1。

表 6 - 1　亲属探视表

探视时间	探视项目
8:30—10:30	陪同患者聊天；做活动；带患者外出散步、日光浴
10:30—11:00	家人准备患者喜爱的食物，陪同患者进餐
15:00—16:00	参与患者部分日常生活照护等

中午及晚间不提倡患者亲属探视，因易使患者兴奋，影响患者作息和睡眠。

2. 语音视频

（1）内容：划分适合认知障碍患者与家人进行语音视频沟通的合理时间段，视频时间过长会引起患者焦虑、不适感，每次时间控制在 5 分钟之内。

（2）注意事项：语音视频通话时由工作人员简单汇报患者近期状况，引导患者与家人自主聊天，对语音视频有抵触，有幻觉、妄想症状的患者，不建议采用语音视频聊天。

3. 怀旧类活动（患者故事）

（1）由照护者或社工人员与患者亲属沟通，收集患者喜欢的生活用品、照片、玩具、书画等物品带入机构。

（2）将收集到的物品布置在患者的房间。

（3）社工或照护者根据老物件引导患者讲述生活经历、工作史等。

（4）对患者讲述的每一个细节进行记录，形成个人的生命库，从生活经历、工作史等材料中分析患者的性格、个性等。

（5）在适当时期组织患者开展怀旧畅谈，鼓励患者分享生活经历，同时邀请患者亲属积极参与，共同缔造更加有爱的晚年生活。

第三节　作业疗法

作业疗法是采用有目的、有选择性的作业活动（工作、劳动以及文娱等各种活动），使患者在作业中获得功能锻炼，以最大限度地促进患者身体、精神和社会参与等各方面障碍的功能恢复。常用的作业疗法包括暖身类活动（保健操、手指操），运动类活动（投篮、传球运动、打保龄球等），游戏类活动（套圈、叠杯子、石头剪刀布游戏），康复类活动，日间类活动（公园散步、日光浴）。下面就机构中经常开展的四类活动进行描述。

一、保健操

1. 目的　对于一些患者而言，保健操可以起到很好的养生效果，长此以往能够让身体骨骼更加强健。对于伴发风湿性关节炎或者是关节疼痛的认知障碍患者，通过做保健操可以起到很好的预防效果，能有效减轻身体疼痛。

2. 活动时间　每天上午 9:00，时长约 20 分钟。

3. 活动地点　楼层活动大厅。

4. 活动安排　社工 1 名，照护员 1～2 名组织安排活动，提前 10 分钟将认知障碍患者集中在楼层活动大厅。

5. 活动规范

（1）保（复）健操：

①工作人员提前将视频导入电视机。

②播放复健操视频。

③社工及照护员按照视频的动作指导并带领患者一起活动。

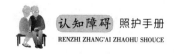
（2）手指操（土豆、土豆真好玩）：

①社工人员或照护者组织带领。

②患者根据工作人员喊出的口号：土豆、土豆丝、土豆片、土豆块、土豆丁，做出相应的不同的动作。

③照护者及工作人员纠正患者的动作，起指导的作用。

二、球类

1. 目的　运动可以达到强身健体的目的，从而给患者带来健康的身体，预防身体功能下降；同时运动可以使患者精神愉快，使患者对外界的适应能力增强。

2. 活动时间　每周开展 1 次，时长约 30 分钟。

3. 活动地点　楼层活动大厅。

4. 活动安排　社工 1 名，照护员 1～2 名组织安排活动，提前 10 分钟将认知障碍患者集中在楼层活动大厅。

5. 活动规范

（1）传球活动：

①提前准备好球。

②工作人员与患者之间进行传球活动。

③指导患者传球，以达到最佳锻炼程度。

（2）打保龄球：

①选择适合患者力量的保龄球。

②将保龄球瓶按照顺序摆在地上。

③将患者带到抛保龄球的指定地点处，教患者如何拿球。

④患者轮流将手中的保龄球抛出，将摆在地上的球瓶打倒（可不采取积分制，以娱乐为主）。

三、游戏

1. 目的　提高患者手眼协调的能力，帮助患者缓解老年的孤独感。

2. 活动时间　每周开展 1 次，时长约 20 分钟。

3. 活动地点　楼层活动大厅。

4. 活动安排　社工 1 名，照护员 1～2 名组织安排活动，提前 10 分钟将认知障碍患者集中在楼层活动大厅。

5. 活动规范

(1)套圈：

①社工人员提前准备套圈、小零食或其他小物品。

②将地面摆上小零食或小物品。

③社工人员和照护员配合演示套圈玩法。

④工作人员指导患者,将手上的套圈工具对准地面的物品,套上的物品归个人所有。

(2)叠杯子：

①提前准备杯子。

②患者根据自己的叠法将杯子叠出各种层次。

③保证每层的杯子不掉下来,锻炼患者的动手能力。

(3)石头剪刀布：

①将认知障碍的患者集中在活动大厅。

②工作人员同患者玩石头剪刀布游戏,工作人员口中说出石头,患者应出布的手势,此种情况判定患者赢,以此类推,工作人员说出布(剪刀),患者应出剪刀(石头)的手势,锻炼患者的反应能力。

四、公园散步、日光浴

1. 活动目的　利用日光、空气和水等自然资源进行刺激,增强人体各系统和组织的功能,促进新陈代谢,提高患者对外界环境的适应能力和身体对疾病的抵抗力。

2. 活动时间　根据天气和气候选择具体时间,每次时长约 30 分钟。

3. 活动地点　公园或养老机构室外平台。

4. 活动安排　社工 1 名,照护者 1 名,照护员或志愿者 3～4 名,根据患者的身体情况,确定外出患者名单。

5. 活动规范

(1)公园散步：

①提前将外出散步的相关物品准备好,如轮椅、水、纸巾、毛毯等。

②对志愿者做规范使用轮椅的培训,做好志愿者和照护员的安全宣教工作。

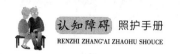
③推患者前往公园,选择恰当的地点将患者集中在一起。

④选择合适的游戏带领患者一起活动。

⑤返回患者入住楼层。

(2)日光浴:

①提前准备靠背椅、水、纸巾。

②替患者穿上舒适的衣服,将其推到阳光房或养老机构室外平台上。

③根据日晒情况,给患者带上防晒帽,防止晒伤。

④选择合适的游戏带患者一起活动。

⑤返回患者入住楼层。

每项活动开展前,社工人员需对患者参加人数做考勤记录,统计患者参与率。记录活动的开展情况,每季度针对活动开展情况召开讨论会,总结活动过程中的不足之处。

知识链接　组织认知障碍患者活动的要求及注意事项:

(1)将活动简化成具体的步骤,有清楚的指导语言及示范动作。

(2)活动中适当休息,鼓励交流,定时补充水分或食物。

(3)经常做重复活动,每次活动时间不宜过长。

(4)每天活动时间、地点及方式应保持一致,避免患者因定向力差而造成混乱。

(5)根据个人情况,适度调整活动强度,满足个人所需。

(6)多给予鼓励与赞美,活动中工作人员要多做示范动作。

附:社会心理疗法具体内容及课程安排(表6-2、表6-3)

表6-2　社会心理疗法

类型	项目	具体活动
学习疗法	老年大学 益智类活动	音乐唱歌、诗歌朗诵、数字益智 读书报、益智七巧板拼图、骰子算术、雪花片拼装、涂鸦绘画

续表

类型	项目	具体活动
作业疗法	暖身类活动 运动类活动 游戏类活动 日间类活动 亲情疗法	保(复)健操、手指操 传球、打保龄球 套圈、叠杯子、石头剪刀布游戏 公园散步、日光浴 养老机构集体庆生及单元集体庆生、家人庆生；老友相聚；家庭聚餐；外出探望；亲属探视及微信视频；怀旧类活动

表 6 - 3　社会心理疗法课程表

时间	星期一	星期二	星期三	星期四	星期五	星期六	星期天
9:00—9:30	暖身类活动 1	暖身类活动 1	暖身类活动 1	暖身类活动 2	暖身类活动 2	暖身类活动 2	
9:40—9:50	休息、喝水、如厕						
10:00—10:30	老年大学 1	运动类 1	老年大学 2	游戏类活动 1	老年大学 3	规划认知障碍类 3	亲情疗法 1
15:00—15:30	规划认知障碍类 1	规划认知障碍类 1	规划认知障碍类 2	规划认知障碍类 2	运动类 2	亲情疗法 2	
15:40—15:50	休息、下午茶						

备注：老年大学活动 3 项、益智类活动 5 项，属学习疗法；暖身类活动 2 项、运动类活动 2 项、游戏类活动 3 项、日间类活动 2 项，属作业疗法

第**7**章
精神行为症状的照护

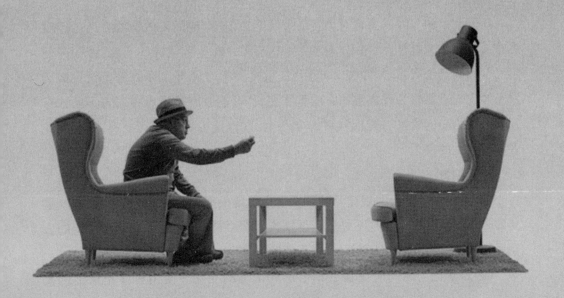

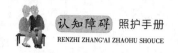

【目标任务】

(1)了解认知障碍患者精神行为症状。

(2)掌握认知障碍患者精神行为症状的各种表现。

(3)如何预防和照护精神行为症状。

案例	王奶奶,88 岁,党员,平时喜欢读报,每天提着小手提袋不离手。工作人员有时想去帮助搀扶她的时候,王奶奶就情绪激动道:"你们要干什么,想要干什么?"
问题	作为照护人员,如何应对?

第一节 行为症状照护方法

一、重复行为

1. 表现 认知障碍患者对语言的理解能力下降,他们说的话对自己已经没有意义或者忘记自己已经说了什么,会一遍又一遍地重复同一句话、做同一件事或者问同一个问题,如重复要求用餐、重复询问时间等。环境的变化也会导致患者出现重复行为或加重原有的重复症状,可能原因是患者想通过不断地重复来发泄内心的紧张与焦虑或者寻求帮助,这也是患者寻求安全感、舒适感或者熟悉感觉的表现。

2. 照护方法

(1)寻找重复行为的规律。是否发生在固定的其他患者或照护者面前? 重复的时间有没有规律? 是不是想告诉别人什么事情? 例如:不喜欢和特定的人在一起,或是表达需要上厕所、身体不适的需求。

(2)观察行为的同时更需要留心患者情绪的变化。使用一些记忆辅助工具,如提示患者查看钟表,告知其距离吃饭还要等多久;拍下子女探视患者时的照片或视频提示患者儿女曾来看望过患者。

(3)可把重复行为和动作转变为锻炼或娱乐活动,比如患者一直用手在桌子上比画时,可以给一张擦桌布让其帮忙擦桌子;患者重复说一句话时,照护者可把它编成一首歌。也可以通过转移注意力,如提供小零食或者陪伴患者去散步,从而分散患者的注意力。

(4)保持冷静,有耐心,注意患者的情绪,即使患者一直问同样的问题,如"我要吃饭",照护者也要耐心地再一次给出简单的答案:"××奶奶/爷爷,您刚刚才吃过饭,您看碗还在这呢!"或者"午饭还没准备好,准备好了我就会告诉您的,您稍等一会。"或者直接写下来给他/她看。

(5)每天安排患者参加活动,如参加由社工组织的手指操、唱歌、游戏等活动,让患者生活充实、愉快,没有过多的时间去考虑重复的事情。

(6)如果患者重复做的事情没有危害,可以顺其自然。如患者喜欢洗手、洗物,照护者可以利用这些行为让他/她洗毛巾、洗袜子等,让患者参与一些力所能及的事情。

二、激惹行为

1. 表现　认知障碍患者表现出明显紧张、不安、烦躁、易怒或大声吼叫。

2. 照护方法

(1)分析出现激惹的原因,是否为身体疼痛或者其他需求无法表达,照护者应及时给予处理。如照护者可以直接询问:"××奶奶/爷爷,您是不是肚子疼?"同时可轻压患者腹部观察患者的反应;或者面对患者做出捂肚子的动作分析患者是否想表达肚子痛。

(2)照护者应注意观察患者出现的一些特别的言语或肢体行动,如叹息、走路缓慢等,都提示患者可能有某部位不适,照护者应及时汇报;如患者捂肚子、到处行走等可能为患者想如厕或者是口渴所发出的信号,照护者应及时帮助解决需求。

(3)对有激惹行为的患者尽量固定照护人员,不要轻易更换,照护者要与认知障碍患者建立良好的信任关系。

(4)为患者制订个性化照护方案,帮助患者建立稳定的生活规律,稳定患者

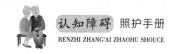
的情绪,避免患者烦躁。

(5)照护者要了解所照护患者容易出现的生活障碍,及时解决患者需求。如照护的患者容易出现小便失禁,照护者应定时带患者如厕。

(6)照护者应一步一步引导和告知患者,让患者配合照护。如给患者洗澡时,我们可以引导患者说:"××奶奶/爷爷,来,我们自己把袖子脱下来,再把裤子脱下来……"

(7)当患者出现不安、愤怒时,照护者应用平静、温和的话语安慰患者,也可以安静陪伴在患者身边,确保患者安全。

(8)转移患者注意力,如让患者看喜欢的照片,也可以带患者外出散步从而安抚其情绪。

(9)如上述措施无效,患者出现严重的激惹行为,应及时上报并与亲属沟通,采取适当的治疗和干预措施。

三、攻击行为

1.表现 患者言语上辱骂工作人员,肢体上拳打脚踢、推搡或使用工具攻击工作人员。

2.照护方法

(1)照护者在照护患者前,须做好解释沟通工作,告诉患者自己下一步要做什么,在取得患者的信任和配合后进行,避免患者的抗拒和攻击。

(2)当患者出现攻击行为时,照护者首先要保持冷静,后退一步,避免目光交流,以免受到伤害。

(3)对有攻击行为的患者尽量固定照护人员,不要轻易更换,照护者要与认知障碍患者建立良好的信任关系。

(4)照护者的语言和行为简单、友好,让患者感觉照护者没有敌意、值得信赖,保证患者及自身安全。

(5)利用平和的活动转移患者的注意力,如音乐、按摩、运动等来帮助患者恢复情绪。

(6)如果患者出现攻击行为难以安抚时,需及时上报并与亲属沟通,使用干预措施稳定患者情绪,必要时使用保护性约束。

(7)事后要分析并寻找出现攻击行为的原因,观察周围环境中的人或事是否刺激到患者,如存在诱因,照护者应尽量避免患者再接触这些人或事。

(8)如患者频繁出现攻击性行为,应与亲属沟通,建议患者到专科医院就诊。

四、游荡行为

1. 表现 认知障碍患者到处游荡、徘徊,有定向力障碍,不能回到自己所在的房间,易走失。

2. 照护方法

(1)分析患者出现游荡的原因,如患者想喝水时会四处行走、寻找。照护者要进行引导,询问:"××奶奶/爷爷,您是否要喝水,我带您去喝水。"也可以做喝水的动作示意,避免复杂的询问,如"您在找什么吗?"

(2)照护者要了解所照护的患者容易出现哪些生活障碍,及时为患者提供帮助解决需求,避免患者因生活需求未能满足而出现的游荡行为。

(3)经常陪伴患者外出晒太阳、散步,或引导患者参与喜欢的、简单的家务劳动,让患者生活充实,降低患者游荡的概率,但应尽量避免患者离开工作人员视线范围。

(4)为患者随身佩戴胸牌及定位卡,注明患者的姓名及紧急联系电话,方便患者走失后找回。

(5)安装安防系统,对于重点患者设置外出限制,定期更新患者照片。

(6)鼓励亲属探望,使患者具有安全感和亲情感。

五、依赖行为

1. 表现 部分认知障碍患者会出现过分依赖的情形,表现为照护者走到哪,他/她跟到哪,依赖固定照护者照护等。

2. 照护方法

(1)出现依赖行为是因为当照护者离开时,患者感到害怕,缺乏安全感,担心照护者走后不再回来。应在日常工作中尽量避免给患者造成此种印象。

(2)当照护者必须离开时,可安排患者做一些简单的事情,并鼓励他/她:"在我回来之前,你要争取把这件事情做完。"或者安排一位患者比较熟悉的照护者来替代自己。

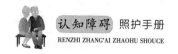
第二节　精神症状照护方法

一、错认错识

1. 表现　随着病情发展,患者会出现不认识熟悉的人、地点或物品。具体表现为记不起人际关系,无法正确叫出家人或照护者名字,不清楚自己的家或者房间在哪里,把别人的物品误认为是自己的,甚至忘记常用物品的使用方法(如不知道如何使用筷子)。

2. 照护方法

(1)如果患者错认别人物品,照护者要理解,勿责怪患者或者大声呵斥患者:"这不是你的东西!"

(2)请亲属为患者多准备几件类似的物品。

(3)在患者把工作人员误认为是自己的孩子时,要给患者简单的回应:"奶奶/爷爷,我是××。"或者给患者一些照片提示。

(4)在患者错认人的时候,照护者不要抱怨说:"您怎么连我都不认识了。"可以改为:"我是××,让我来照顾您好吗?"

(5)病情晚期,若患者误认为你就是他/她的孩子时,照护者也不要勉强,可以顺其自然,并配合患者做他/她想做的事情。

二、妄想猜疑

1. 表现　患者妄想猜疑的种类比较多,如:有人偷自己的东西;认为老伴有外遇等。

2. 照护方法

(1)患者出现妄想或猜疑的时候,照护者需要耐心倾听,让患者充分表达自己遇到的"困惑"。站在患者的立场,让他/她充分认为你是可以信赖的朋友。如患者认为有人偷自己的东西时,不要说:"不会有人偷你东西的。"可以改为:"您什么东西被偷了,我们已经报警了,等警察来处理。"并和患者一起进行寻找。

(2)患者质疑居所不是自己家时,照护者要尽量说服患者:"××奶奶/爷爷,这房子是您家孩子买下来的,是您的新房子。"

（3）患者认为老伴有外遇时，可以转移患者的注意力，如请他/她参与一些活动，并可请老伴暂时离开患者视线，使患者淡忘此事。

三、错觉幻觉

1. 表现　患者会诉说看到或听到实际不存在的事物，如地上有虫子，别人坐在自己床上，房间有人在说话，窗帘上有人等。

2. 照护方式

（1）患者出现幻觉的时候，照护者要保持冷静，耐心聆听，不要和患者争辩事情的真假，应顺从患者的想法，可说："我们已经把它赶走了。"

（2）患者受到惊吓时，照护者应陪伴在患者身边，安慰患者，保证安全，可轻握其双手，让患者得到安慰。

（3）转移患者注意力，如给患者看喜欢的照片，聊患者比较感兴趣的话题，给患者小零食或者陪患者做感兴趣的活动，带患者散散步或到光线充足的地方小坐，患者的幻觉或错觉也会慢慢消失。

（4）观察所处环境是否有诱因，了解时间是否有规律，比如每天固定的时间会有外面的光线照进来，或者有什么东西的影子。

（5）照护者应观察是否是由药物引起的幻觉或妄想，若是由药物引起的不良反应，应联系医生进行调整。

（6）当症状逐渐加重时，应告知亲属患者近期状况，并联系专科医生进行诊治。

四、情感淡漠

1. 表现　认知障碍患者情感活动逐渐衰退，缺乏内心情感体验，做事失去兴趣和主动性，人际关系淡漠，对发生在周围的事情无动于衷，并且容易出现自伤的行为。

2. 照护方法

（1）当患者出现情感淡漠的迹象时，照护者要及时上报，对患者进行评估，并制订干预措施。

（2）多关心患者的生活需求和心理需求，必要时联系心理医生进行诊治。

（3）如患者身体健康状况允许，可每天安排患者参加活动，如参加由社工组

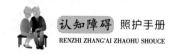
织的手指操、唱歌、游戏等活动。活动能带来适当的刺激,可以让患者的生活充实愉快。

(4)对于情感淡漠迹象比较严重、有自杀倾向的,要告知亲属,加强安全防护,并进行专科治疗。

效果评价

李奶奶,有三个女儿、一个小儿子,李奶奶一人将四个子女拉扯大,并且照顾卧病在床的丈夫十年。丈夫的去世给李奶奶带来了很大的伤害,记忆力慢慢地退化,因为子女工作繁忙,便请了一个保姆在家伺候她。虽然保姆照顾着奶奶的衣食住行,但是慢慢地奶奶连自己的子女都不认识了。后来医院确诊李奶奶患有阿尔茨海默病。子女不得已将患者送至养老机构,入住机构后,患者每天念叨自己丈夫的名字,在房间把自己的枕头幻想成自己的丈夫,每天将枕头放在被子里睡觉,热了给"丈夫"扇扇子,渴了给"丈夫"喂水。每次带患者到餐厅吃饭,李奶奶就会说老伴没有吃饭,要送饭给他吃,有时候趁工作人员不注意,便把饭菜留着端回房间喂给"丈夫"吃。儿子来看望李奶奶离开后,她从下午开始就会四处游走,寻找自己的小孩。每次窗户下面有人路过,李奶奶就会大喊自己孩子的名字。有时候她整晚都不睡觉,要起来照顾"丈夫"。

问题

(1)分析患者存在哪些精神行为症状。
(2)怎样照顾这位老人?

第三节　典型案例

一、迷路走失型

（一）基本情况

刘奶奶,女,76 岁,丧偶,小学文化,党员。2002 年退休,退休前为宾馆后勤管理人员,工作期间与同事相处融洽,退休后与原同事几乎没有联系。育有 3 个女儿,均已婚,本地居住,亲属每周三来探望奶奶。刘奶奶与子女的感情深厚,相处和睦,养老费用由子女承担,有高血压、糖尿病、脑梗死后遗症及阿尔茨海默病等病史,于 2015 年 4 月 17 日入住。

（二）症状

患者有语言交流障碍,喜欢自言自语,总是走错房间或找不到自己的房间,经常乱翻物品,大、小便失禁,长期使用尿不湿,喜欢在走廊上走动,不听从工作人员的劝阻,因较长时间行走导致双下肢水肿及上半身歪斜,有伺机尾随进出的工作人员外出的现象。

（三）照护方法

(1)居住的房间和床位固定,门牌标识清晰,门上平患者视线高处贴患者的大照片与姓名。房间内摆设固定不动,因患者有乱翻物品现象,房间内的衣物和物品在必要时上锁,钥匙交由照护者保管。

(2)佩戴胸牌,内容包括患者的基本信息、养老机构的电话。工作人员要每班交接患者是否佩戴胸牌。

(3)日常生活照护中,安排规律的生活节奏,按时起床洗漱、进餐、活动和睡觉,使其生活规律。

(4)培养广泛的兴趣爱好,如工作人员每日按时组织患者打麻将,引领患者至大厅参加活动(保健操、钓鱼、唱歌等游戏),转移患者的注意力。

(5)照护员确保患者在工作人员的视线范围内。

（四）照护效果

(1)患者每日行走的时间较前缩短,误进其他患者房间的次数减少。

(2)患者认识自己的房间。

(3)患者现在的生活充满了乐趣,每天都积极参加娱乐活动,如打麻将、做

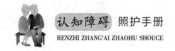
保健操、玩游戏等。

二、兴奋烦躁型

（一）基本情况

　　宁奶奶，女，84岁，小学文化，退休工人，丧偶，与过世的老伴感情好，认为老伴仍在世，卧床且需要有人照料老伴生活起居。为人和善，育有2儿2女，均成家，本地居住。患者与子女的感情深厚，子女每周来探望患者，陪同患者外出散步，养老费用由子女承担，有高血压、脑梗死后遗症及阿尔茨海默病等病史，于2017年3月5日入住。

（二）症状

　　患者认知障碍症状比较明显，情绪不稳定，曾经在独处时在房间内拆床，撕扯床上用品，破坏力强，需要工作人员陪同，经常找不到自己的房间，个人卫生状况良好，房间物品均被其收纳起来，可控制大、小便，睡眠质量差，晚睡早起，对时间、地点经常无法进行正确判断，易走失。

（三）照护方法

　　（1）患者经常找不到自己的房间，因此房间要相对固定，门上标识清晰，如贴患者的大照片或常见水果图片等患者能够认识的标牌。房间内的物品不要随便变换。由于患者破坏力强，房间内的衣物和其他物品在必要时上锁，钥匙由照护者保管。

　　（2）患者佩戴胸牌、定位卡，胸牌上要有患者的基本信息、养老机构的电话，工作人员要每班交接患者是否佩戴胸牌。

　　（3）安排合理、有规律的生活习惯，加强巡视，若患者晚间睡眠质量较差，给予口服安眠药时要看其服下，确保咽下。

　　（4）白天安排专人陪护，培养广泛的兴趣爱好，带领患者做游戏，转移患者注意力。

　　（5）患者情绪狂躁时，给予精神类药物要看其服下，确保咽下。

　　（6）实施个性化心理照护，必要时邀请子女前来陪同。

（四）照护效果

　　（1）患者狂躁症状有所好转。

　　（2）患者认识自己的房间。

（3）患者现在的生活充满了乐趣，每天都积极参加娱乐活动，如打麻将、做保健操、玩游戏等。

三、排斥抗拒型

（一）基本情况

李爷爷，男，95 岁，辽宁省人，大学文化，丧偶，独居。老伴去世后，心理落差大，喜欢到处找子女，子女探视后反而情绪更差。因时时担心自己外出后子女来探望，不愿参加社交活动。退休前为工程师，喜欢关注国家大事，有着深厚的革命情结。育有 4 个子女，均在外地居住，每两周探望患者一次，费用自己工资负担，既往有慢性支气管炎、肺气肿、阿尔茨海默病等病史，于 2018 年 6 月 9 日入住。

（二）症状

（1）患者双下肢肌力较弱，行走时步态不稳。

（2）患者易出现烦躁不安、焦虑，情绪激动时有打人毁物等症状。与人接近时，有被害妄想症，拒绝进食、吃药。入院初期，对于照护者有很强的排斥、抵触心理，会出现攻击工作人员的现象。

（3）患者夜间常徘徊于走廊，误入其他房间，出现过误睡在其他患者床上的事件。

（4）睡眠浅，警惕性高，蜷缩于床上，安全感较差。

（5）为患者进行照护操作时，患者易发怒，不愿配合。各种照护操作需在患者情绪良好的情况下进行，否则极易引起患者的暴力行为。

（6）出于"安全性"考虑，患者经常排斥进餐、吃药，若照护者过于热情和坚持，患者易出现暴力倾向。

（三）照护方法

（1）给予患者心理安抚及支持。

（2）避免单独给药、进餐，应与其他患者一起，以免引起患者多疑。

（3）不可和患者发生正面冲突，避免刺激患者引起更强烈的反抗，可以采取冷处理或者和患者聊聊感兴趣的事情，转移其注意力。

（4）实行一对一照顾，积极主动和患者进行沟通，带领患者结识新朋友，参加集体活动。

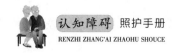
（5）带领患者观看感兴趣的影视剧，如抗日剧、战争剧等，缓解患者焦躁不安的情绪。

（6）房间标识醒目，用患者以往熟悉的被子和床单，便于患者认识自己房间，增强归属感。

（7）照护者夜间动作轻柔，开小灯，避免影响患者睡眠。

（8）与亲属沟通配合，必要时给予药物控制。

（四）照护效果

（1）患者暴力倾向明显减少。

（2）主动要求进餐，平日也能够接受照护者给予的小零食。

（3）为患者进行照护时，患者能够积极主动地配合。

（4）患者偶尔走错房间时，也能够短时间内意识到，而重新寻找自己的房间。

（5）夜间睡眠质量较前改善，徘徊于走廊次数明显减少。

四、整理打包型

（一）基本情况

陈奶奶，女，86岁，中专文化，安徽安庆人，丧偶，老伴去世后独居，退休前为小学教师，育有3儿2女，其中一儿一女幼年夭折，因地域重男轻女思想严重，与哥嫂和婆婆关系不和。子女比较孝顺，和奶奶关系融洽。年轻时奶奶爱好唱歌、跳舞，早年丧夫后因农活繁重造成腰部弯曲变形，有左股骨粗隆间骨折病史。于2014年9月18日入住。

（二）表现

安庆地区方言难懂，加之腿脚不便，患者经常待在房间，喜欢把衣服、瓶子等毫无规律地用塑料袋先装起来，再分装。觉醒状态下大部分时间在寻找东西，并且喜欢把塑料袋内的物品全部倒出，导致患者整天处于收拾东西和找东西的"忙碌"状态中。时常认为照护者擅自进入她的房间，并偷走衣物、小菜等，会"绘声绘色"地向别人描述被偷的过程，并会在房门口大喊大叫，辱骂"偷盗者"。

陈奶奶身上常年佩带刀、剪，但绝对不允许别人"搜身"，工作人员亦不可触碰。

（三）照护措施

（1）安排患者信任的照护者收拾房间,将短时间内不用的物品打包放至楼层仓库。

（2）患者认为东西被偷时要耐心倾听其诉说,语气缓和、坚定地告诉她:"我们已经告诉领导了,领导会调查此事,您先不要声张。"

（3）安排懂方言的工作人员定期问候患者,与患者聊天,使其获得可沟通、宣泄的渠道,同时转移患者注意力。

（4）建议亲属将患者的老照片、老物件带至院内,工作人员通过老照片与患者聊天,了解患者过往。

（5）尽量找出患者认为物品被偷的影响因素,并逐步减少影响因素对患者的影响。

（6）建议亲属在与患者充分沟通的情况下取出其身上的危险物品,避免不良事件发生。

（四）照护效果

1. 患者打包物品的次数明显减少。

2. 患者身上没有刀、剪等利器。

3. 为患者进行照护时,患者能够积极主动地配合。

4. 误认为自己被偷盗的现象未较以前增加。

五、迷糊型

（一）基本情况

刘奶奶,女,85 岁,上海人,居住于南京,高中学历,既往在银行工作。丧偶,育 1 子 1 女,奶奶与子女感情深厚,相处和睦。因子女工作较忙照顾不了老人,独居。既往有高血压、哮喘、腔隙性脑梗死、阿尔茨海默病等病史,于 2017 年 6 月 21 日入住。

（二）症状

2 年前,患者被诊断为阿尔茨海默病。以近记忆减退为主,远期记忆尚保存,生活基本能自理。近 1 年来,出现忘服药物,无时间概念。刚入院时对外周环境不熟悉,情绪焦虑、不安,不喜欢与人交流,经常一个人在房间,就餐时时常忘记吃饭,记不得东西放在哪里。经常不明原因地与员工争吵,收拾行李要回

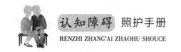
家。每天拒绝服用药物或把药放入嘴里不吞咽,趁工作人员稍不注意,再将药物吐出来。

（三）照护措施

（1）工作人员每天带患者熟悉房间及公共区域的设施,增加其安全感。患者喜欢打麻将,工作人员介绍牌友给患者认识,增加其参与活动的积极性。

（2）工作人员每餐前10分钟提醒患者用餐,并说明用餐具体时间（例如:刘奶奶,现在是中午11点了,咱们该吃中午饭啦!）

（3）将患者物品依次放在柜内及抽屉里,用标签写上物品名称,方便患者寻找物品。

（4）多和患者交流,以减少患者的排斥心理。

（5）分散患者注意力,增强患者服药依从性。如告诉患者服用的是钙片之类的保健品,可以预防骨质疏松,以消除患者的戒备心,同时在患者吃药的时候和患者聊天,让患者在不知不觉中将药物服下。

（6）做好安全防范。工作人员按时巡视,做好宣教。如不允许患者单独外出,外出时一定要佩戴胸牌和加强门卫的责任意识等。

（四）照护效果

（1）患者入住近1年来病情得到了有效控制。

（2）患者对房间及院内环境较为熟悉,能够积极参加院内活动。

（3）按时就餐次数明显增加。

（4）按时服用口服药。

六、怀旧型

（一）基本情况

张奶奶,女,89岁,大学文化,丧偶,独居。退休前为机关干部,与老伴感情深厚,老伴的离世对其打击很大,育有5个儿子,对张奶奶很孝顺。既往有冠心病、脑梗死、高血压、痛风、阿尔茨海默病等病史,生活不能完全自理,于2014年5月26日入住。

（二）症状

自退休和老伴去世后,常感到孤独、寂寞,入住后失落感更加明显,不愿意与人交流,加之身体机能衰退,近期记忆力变差,长期受痛风的困扰,自我常感力不从心,对自己存在的价值产生怀疑,常述老而无用、自己的伤病拖累子女,产生内疚感,进而转变为易怒、多疑。因曾经优越的工作经历使得张奶奶自我感觉资历老、贡献大,不配合照护者工作,特别喜欢受到周围的人的尊敬,以自己为中心。

（三）照护方法

（1）给予心理安慰和支持,解除患者心理上的压力,重新认识自己的价值。工作人员要持理解和同情的态度,稳定患者的情绪,非原则性的事尽量满足患者需求。做到"百问不厌",并以科学的态度给予实事求是、耐心细致的解答,多巡视,多关心,使其积极配合治疗。

（2）多问候患者,鼓励亲属多看望陪伴患者。可将患者家中部分物品如照片、桌子、梳子、镜子、被子、花草等带入院,增强患者的归属感。

（3）鼓励和带领患者参加喜爱的活动,转移患者注意力。

（4）当患者怀疑工作人员"偷窃"物品时,先不要否定,应该与患者耐心沟通,并帮助患者寻找"丢失"的物品。

（5）协同亲属寻找老同事、老战友。如院内另一位患者为张奶奶的老朋友,两位患者经常见面聊起往事,有利于患者情绪好转。

（6）必要时采取药物治疗。

（四）照护效果

（1）患者愿意参加院里部分活动。

（2）患者愿意配合照护者洗澡。

（3）患者愿意与工作人员交流,特别是怀旧类话题。

（4）亲属满意度明显增加。

七、日落综合征

（一）基本情况

张奶奶,女 ,87 岁,小学文化,丧偶,跟子女合住。退休前为工厂职工,平时喜欢打麻将。既往有高血压、脑梗死、阿尔茨海默病等病史,生活不能完全自理,于 2013 年 2 月 17 日入住。

（二）症状

入住后记忆力较差,经常收拾自己的物品想要回家,每天下午就在走廊寻

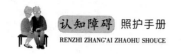
找出口准备回家,吃完晚饭,就会说自己的孩子一会来接自己。据了解,其住在子女家时也是经常要回家,趁子女不注意,就会推门出去。

（三）照护方法

（1）安抚患者,稳定患者的情绪,可以顺应患者需求,跟患者一起寻找外出出口。

（2）以邀请患者做客的方式,让她留下来住一晚上。

（3）"那我送送您吧",和她一起出去,到外面转一圈后,在患者已经忘记了要回家的事情后,再带领其回到房间。

（4）组织患者一起打麻将,让患者做自己喜欢的事情,转移患者注意力。

（四）照护效果

（1）患者愿意和其他患者一起打麻将。

（2）患者不再每天下午要回家。

（3）患者愿意与工作人员交流。

（4）亲属满意度明显增加。

知识链接

精神行为症状照护原则:

（1）仔细评估,观察并记录患者的行为与情绪变化,试着找出原因,比如:身体不适,生理需求。

（2）如有危害患者安全的行为出现,应予以适时制止。

（3）保持熟悉面孔照顾患者,增加与患者之间信任感。

（4）安排患者喜好的活动,帮助患者放松情绪,转移注意力。

（5）提供简单、规律、清楚的作息时间。

第**8**章

晚期照护

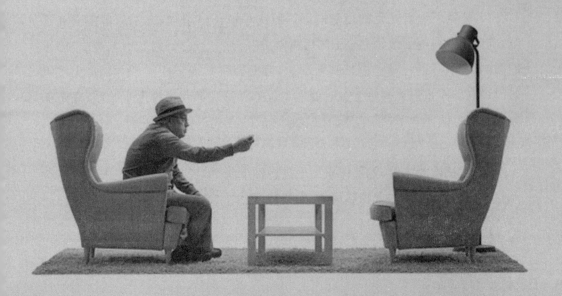

第一节　生活照护

晚期认知障碍的患者已经丧失了全部的生活能力,完全依赖照护者照护,照护者要为患者提供个性化的照护。

一、饮食照护

晚期认知障碍患者对进食没有概念,经常会出现咀嚼功能丧失、吞咽困难和拒食等现象,进而会出现营养不良、水电解质紊乱等,照护员协助患者进食尤为重要。

(1)安静的就餐环境,可适当播放患者爱听的轻音乐。

(2)食物应软、易消化、切成小块,方便患者进餐,必要时加工成糊状或在流食中加入增稠剂,易于患者吞咽。

(3)鼻饲者给予流质饮食,按时按量进餐(2小时一次,每次约200 ml),食物温度维持在38~40℃。

(4)在患者进食前应该抬高床头呈坐姿,保证其进餐时体位舒适,进食结束后需要保持坐姿30分钟,避免食物反流。

(5)要给予患者充足的就餐时间。每次小口小口喂食,方便患者咀嚼和吞咽,确认患者口腔中食物完全下咽后再喂下一口。出现患者把食物含在口中不咀嚼的情况,可以轻轻抚摸其腮帮部位,以便提醒其继续咀嚼和吞咽。出现呛咳时应立即停止进食并给予及时处理。若患者每餐都会出现严重呛咳,在遵循亲属与医生的同意下,采取鼻饲或静脉输液的方式进行营养供给,同时加强口腔照护。

(6)定期检测体重,如果体重出现进行性下降,需要记录每餐吃的食物名称和量,配合营养师增加食物热量,如喝奶昔、纯果汁等。

二、预防压疮

晚期认知障碍患者皮肤弹性差,易出现擦伤,长期卧床以及营养失调极易

出现压疮,照护员应做好以下照护工作:

(1)每日用温水为患者擦洗身体,动作轻柔,保持皮肤清洁,增加皮肤的抵抗力,同时检查身体是否有皮肤异常部位。

(2)每日用润肤露或凡士林涂抹,预防皮肤干燥。

(3)保持床单干净、平整,被褥柔软。

(4)每 2 小时为患者翻身一次,缓解局部受压,翻身时避免拖、拉、拽。

(5)定期检查骨突出部位是否有红肿现象。

(6)定时更换尿不湿,每次更换应用会阴冲洗器进行冲洗,动作轻柔,及时擦干。

(7)如果一旦出现压疮,严格按照压疮的标准进行分级,给予相应的照护措施,并定期评估。

三、清洁照护

晚期认知障碍的患者没有自我清洁的能力,完全依赖照护者进行处理。

(1)每日晨起、睡前及三餐后,均要为患者清洁口腔。

(2)带有鼻饲管的患者每日给予口腔照护 3 次,涂润唇膏,保持湿润。

(3)选择棉质、透气的衣服,每日更换,穿脱衣物时避免损伤皮肤。

(4)每周至少洗头、洗澡一次,选择温和无刺激的洗发水、沐浴露,浴后及时吹干头发,避免受凉。

(5)认知障碍患者有躁动现象,应及时修剪指(趾)甲,避免自伤。

四、环境

安静舒适的环境可以减少认知障碍患者躁动的频率。室温应维持在 22～24℃,湿度为 50%～60%。房间可适量摆放一些温馨的花卉(过敏患者除外),摆放 1～2 把椅子,放一些患者与家人的照片,营造温馨、安全的休养环境。

第二节   医疗照护

晚期认知障碍患者常见的症状包括疼痛、感染以及精神症状。

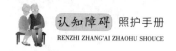
一、疼痛

疼痛是身体、情感和精神上令人不快的体验,在认知障碍患者中更常见。但认知障碍患者晚期无法用语言描述疼痛,因此照护者的理解、关心与帮助显得尤为重要。

(1)患者出现疼痛的体征如躁动不安等,照护者应及时上报。

(2)预防疼痛是关键。照护者在日常生活照护时,应该预防患者出现感染、压疮和皮肤撕裂的情况,动作需轻柔,避免因人为原因造成疼痛。

(3)按时翻身。根据身体情况可适量增加翻身次数,避免长期保持一个姿势。在帮助患者活动关节时要小心,避免动作粗暴引起患者疼痛。

(4)引用澳大利亚的 Abbey 疼痛评估工具来评估患者的疼痛程度。

(5)了解疼痛的原因及先兆,以便患者在出现疼痛时能够及时回应。对于慢性疼痛,可采用非药物疗法,如转移患者注意力,帮助患者放松,进行适量的关节活动等。必要时根据医嘱,给予患者缓解疼痛的药物。

(6)给药 1 小时后需要通过 Abbey 疼痛评估以确保药物达到药效。

备注:Abbey 疼痛评估工具包括患者的发声、面部表情、肢体语言、行为改变、生命体征和身体变化五项评分,每一项按照完全没有症状到轻度、中度、重度,从 0 分到 4 分。评分结果:没有疼痛 0～2 分,轻度 3～7 分,中度 8～13 分,重度 14 分或 14 分以上。评分结束后照护者分析疼痛是属于急性还是慢性。

二、感染

感染是认知障碍的临床并发症之一,以呼吸系统、泌尿系统感染最为常见。

1. 呼吸系统感染　由于认知障碍患者晚期会出现吞咽困难,很容易出现吸入性肺炎,长期卧床会加重风险。为此应该鼓励患者坐起来吃饭,易发生呛咳者需要在喝的液体里加入增稠剂。一旦出现感染,需监测体温,根据医嘱使用抗生素治疗。鼓励患者自行咳痰,痰液黏稠不易咳出时,给予雾化吸入,鼓励液体摄入。

2. 泌尿系统感染　中、晚期认知障碍患者会出现大、小便失禁,易引起泌尿系统感染。根据医嘱使用抗生素,每小时查看患者排尿、排便情况,每次便后用温水清洗,软毛巾擦干,肛门及会阴周围涂石蜡油或凡士林软膏,鼓励大量的液体摄入。

三、精神症状

晚期认知障碍患者经常会出现无意识的躁动,照护重点包括:

(1)与患者亲属协商后给予保护性约束。被约束肢体处于功能位,松紧以伸入 1～2 个手指为宜,随时查看约束部位的皮肤血液循环情况,至少每隔 2 小时放松一次并对局部进行按摩。

(2)患者出现躁动、摇晃床栏等现象,必要时可根据医嘱给予药物控制。

(3)根据对患者的了解,在房间内播放舒缓的音乐,可适当安抚患者情绪。

四、用药护理

认知障碍患者大多由于年龄较长,往往伴有其他的老年性疾病如高血压、糖尿病和各种心脏疾病等,因此所使用的药物种类较多,加之认知障碍患者记忆力减退或完全丧失,思维意识障碍,照护人员必须了解常用药物的基本知识,掌握正确的给药方式,督促、协助认知障碍患者按时服药,并注意观察患者用药后的反应,确保用药安全,照护重点包括:

(1)服药时患者可采取坐位或半卧位,坐位时上身可稍前倾,半卧位时将床头摇高 30°～50°,头偏向照护者一侧。对吞咽障碍或神志不清者,一般通过鼻饲给药;对部分神志清楚但吞咽功能有障碍者,经请示医生后可将药物研碎、调成糊状后再给药。

(2)根据药量为患者倒好温开水,按照 2～4 片药片备 100 ml 温开水的量计算。根据药片大小,每次吞服 1～2 片药片,分次服下。

(3)对于能够自理的患者,叮嘱先饮一小口水润滑咽喉,再看着患者将药物服下,服后适当饮水,防止药物黏附在食管壁。

(4)对于不能自理者,照护者先用汤勺或吸管喂一口水,再将药物放入患者口中,用汤勺或吸管喂足够量的温开水后,保持原体位 30 分钟后再取舒适卧位。

(5)服药后随时观察用药反应,照护者根据所服用药物的作用及不良反应,询问并观察患者服药后的情况,记录服药后的表现。

①服用镇静剂的不良反应包括精神紊乱、出现记忆损害、反应能力和活动

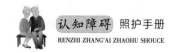
能力降低,并且增加了跌倒的风险,应该对患者的活动加强防护和观察。

②抗抑郁药有情绪和精神状态改变的副作用,会使患者出现面无表情和情绪古怪等,还会因外周抗胆碱能效应致口干、视物模糊、尿潴留、便秘等。

③治疗幻想的药物会引起患者出现情绪和生理状态的改变,如麻木、情绪紊乱和血压下降等。同时,还可能与认知障碍治疗药物之间产生交叉作用。

④一些非处方药如感冒药、咳嗽药和安眠药也可与治疗药物产生交叉作用,一定要征得医生同意后方可使用上述药物。

(6)注意事项:

①认知障碍患者常忘记吃药或忘了已经服过药又重复服用、要求服用,因此患者服药时必须有人在旁陪伴,帮助患者将药全部服下,以免遗忘、错服或漏服。

②认知障碍患者常常不承认自己有病,或者常因幻觉、多疑而认为别人给的药物是毒药而拒绝服药。应让认知障碍患者信任的照护者发药,耐心地向患者解释,也可以将药物研碎拌在饭中吃下。对拒绝服药的患者,照护者一定要看着患者把药吃下,并让其张开嘴,确认是否咽下,防止患者将药物含在口内,在无人看管时将药吐掉。

③对伴有抑郁症、幻觉和自杀倾向的认知障碍患者,照护者一定要把药物管理好,上锁或者放到患者拿不到或找不到的地方。

④中、晚期认知障碍患者服药后常不能诉说其不适,照护者要细心观察患者的反应,及时汇报给医生以调整治疗方案。

⑤服中药煎剂及丸药时,忌生冷、油腻食物。生冷刺激胃肠,影响胃肠对药物的吸收,油腻食物除不易消化和吸收外,易与药物混合,更会阻碍胃肠对药物有效成分的吸收,从而降低疗效。

第三节　临终照护

一、临终的主要特征及照护措施

（一）临终前的生理变化及照护措施

1. 意识改变　由于病情演变,加上摄入食物和水分的减少会导致人体呈不同程度的脱水状态,患者会长时间处于睡眠状态,难以被唤醒,即使在觉醒状态,患者也会感觉特别疲劳,意识模糊。

照护措施:病室宜安静,通风良好,不要干扰患者睡眠。听觉是最后消失的感觉,当患者清醒时,避免嘈杂,告诫家属不要在患者房间内哭泣或窃窃私语,可抚摸患者的肢体,寻找合适的时机与其交流,说话时向患者确定自己的身份,声音柔和,使患者感到安心。

2. 胃肠功能减退　此期患者常出现恶心、呕吐、腹胀、腹泻或便秘、食欲不振等情况,开始拒绝进食,或只接受少量刺激性的食物,即使是平日最喜爱的食物此时也缺乏吸引力。

照护措施:营造良好的进餐环境,病房整洁安静,温度、湿度适宜,空气清新,提供清洁美观的餐具并尽量提供可口的饭菜。若患者拒绝进食,不要强迫,因为在脱水和缺乏营养的状态下,会造成血液内的酮体积聚,从而产生一种止痛药的效应,使患者有一种异常欣快感。这时即使给患者输注一点点葡萄糖,都会抵消这种异常的欣快感。而且,此时给患者喂食还可能造成呕吐、食物进入气管造成窒息或患者不配合而痛苦挣扎等后果,可用温湿布和唇膏保持患者嘴唇湿润、舒适。

3. 呼吸系统　临近死亡,患者呼吸时,积聚在喉部或肺部的分泌物会发出咯咯的响声,称之为"死亡咆哮声",呼吸的次数、节律和深度均发生改变,出现呼吸困难。

照护措施:打开窗户和风扇,给病床周围留出足够的空间。采取半卧位,头部或身体稍微倾斜。因患者此时已丧失了利用氧气的能力,即使吸氧也无法减轻这种"呼吸饥饿"。治疗上可使用药物减少呼吸道分泌物,慎用吸痰管吸痰以减少患者的痛苦。

4. 循环系统　皮肤苍白或发紫、湿冷,脉搏快而不规则,血压下降,尿量减

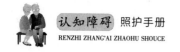
少直至无尿。

照护措施：加强保暖，可以用毛毯让患者保持较舒适的状态。

5. 肌肉张力减退 表现为吞咽困难，无法维持舒适的体位和进行自主活动，如无法扭头或自行翻身，甚至难以用吸管吸食；面肌死亡，表情淡漠，面色铅灰或灰白，眼睛半睁半闭，眼窝凹陷，目光无神，嘴巴微张，即面部变化呈希氏面容改变；大、小便失禁或潴留。

照护措施：照护者要专注于保持患者身体的舒适，协助翻身，保持皮肤和床铺的清洁干燥，平整无异物。妥善处理大、小便失禁或潴留。

（二）临终前的心理变化及照护措施

心理学家罗斯博士提出临终患者通常会出现 5 个心理反应阶段：否认期、愤怒期、协议期、忧郁期、接受期。

1. 否认期 当患者听到自己患不治之症，即将面临死亡时，常会说："不，可能搞错了，不是我。"他们会迫切求医，抱着侥幸的心理，希望是误诊，有些人甚至会持续否认至死亡。

照护措施：照护者与患者之间应坦诚沟通，耐心倾听，不必揭穿患者，也不要欺骗患者。医护人员对患者的言语要一致，经常陪伴在患者身边，让患者感受到照护者的关怀。

2. 愤怒期 当否认难以维持，患者常表现为生气与激怒，充满怨恨与嫉妒的心理，变得难以接近或不合作。

照护措施：照护者要充分理解患者的痛苦，正确对待患者发怒、抱怨、不合作的行为。允许患者宣泄情感，同时更要注意意外事件的发生，并取得其亲属的配合。

3. 协议期 开始接受临终的事实。为了延长生命，患者变得和善，对自己的病情抱有希望，积极配合治疗。

照护措施：主动关怀患者，鼓励其说出内心的感受，并给予指导。加强照护，尽量满足患者的要求，使其减少痛苦。

4. 忧郁期 患者急于交代后事，然后沉默不语，会出现悲伤、退缩、情绪低落、沉默、哭泣等反应，希望亲人能够日夜守候在身边。

照护措施：此时患者会产生强烈的失落感，出现悲伤、退缩、忧郁等反应，甚至有轻生念头。部分患者要求与亲朋好友见面，希望有喜欢的人陪伴照护，照护者应该尽可能地满足患者的要求,给予同情和照护,允许其用不同方式宣泄情感,鼓励亲属陪伴并加强安全保护。

5. 接受期 一旦进入此期,患者变得相对安静,恐惧亦不突出。表现为表情淡漠,非语言性动作增多,但内心世界极为复杂,喜欢独处,睡眠时间增加。

照护措施:帮助患者了却未完成的心愿。提供安静、舒适的环境,尊重其选择,保持与患者亲属沟通,并给予适当的支持。

二、遗体料理

(1)临终关怀时期要与亲属进行及时沟通,使患者亲属了解患者病情的进展,有充分心理准备,积极主动地配合医护人员,共同完成对患者的临终关怀。需要确认事项包括:亲属是否提前为患者准备好寿衣等物品?呼吸心搏骤停时是否抢救?遗体如何处理?是否需要擦洗、穿衣、联系殡仪馆等?一旦患者病故,第一时间通知亲属的联系方式。

(2)遗体照护:

①医生宣布临床死亡后,方可进行遗体照护。

②拔除各种管道,并防止体液外流。

③放平遗体,垫枕头,避免面部淤血。

④有义齿应代为装上,闭合双眼及口唇。

⑤清洁身体,填塞七窍。

⑥更换衣服,整理仪容。

⑦工作人员在房间等待患者亲属及殡仪馆工作人员到达。

知识链接

临终关怀的服务理念:

(1)以治愈为主的治疗与护理转变为以对症为主的治疗与护理。

(2)尊重临终患者的尊严和权利。

(3)将延长患者的生存时间转为提高患者的生命质量。

(4)加强死亡的知识教育,让患者能正确面对死亡。

(5)提供全面的生活及整体照护。

(6)注重临终关怀家属的心理支持。

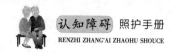
三、亲属的安抚

患者临终前后,其亲属也承受巨大的痛苦,因此对患者亲属进行安抚也是临终关怀的工作内容之一。通过安抚,使亲属心理得以安慰,让患者亲属对病情的进展及预后有一个正确的了解和认识,有充分心理准备,积极主动地配合医护人员共同完成对患者的临终关怀。

(1)满足患者亲属生理、心理和社会方面的需求:照护者要关心、理解亲属,帮助其解决实际困难,合理安排陪伴期间的生活。

(2)鼓励亲属表达情感:照护者与患者亲属要建立良好的关系,取得患者亲属的信任,鼓励患者亲属表达内心的感受和遇到的困难,理解患者亲属的言行。

(3)指导患者亲属对患者进行生活照护:鼓励患者亲属参与照护计划的制订和对患者的生活照护,使亲属能够获得心理慰藉,让患者感到亲情温暖。

(4)对于患者未了却的心愿,照护者与亲属应尽力配合去完成。

第9章

意外事件防范

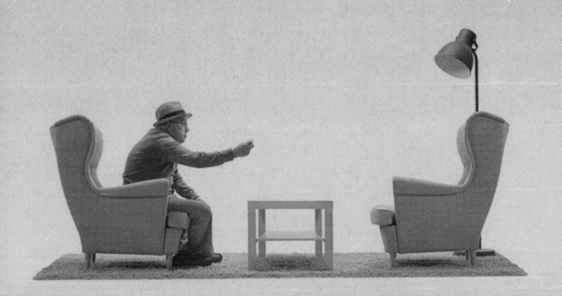

第一节 走失的预防措施与应急处置

一、预防措施

（1）建议认知障碍、易走失患者的亲属为患者配备 GPS 定位装备。

（2）对新入住的认知障碍患者，要登记患者亲属的电话号码。客服部需在 2 天内采集患者照片，放置在养老机构门卫处，同时向所住楼层提供二寸照片，由楼层制作该患者的胸牌。

（3）通知信息人员将认知障碍患者照片及相关信息录入人脸识别系统，认知障碍患者外出时系统会自动识别并报警。

（4）照护者须按时巡视重点患者，检查其是否佩戴胸牌，及时记录患者动态。照护人员应每隔 2 小时巡视重点患者一次，清点人数，同时查看安全门是否存在安全隐患，并做好巡视记录。

（5）门卫要严守养老机构大门，坚守岗位，全天开启视频监控，做好上下班交接记录。若有事需要暂时离开岗位，须与客服（社工）部或总值班做好交接并明确记录。

（6）当认知障碍患者来到大厅时，门卫应给予密切关注，以杜绝患者走失；当认知障碍患者外出时，需有工作人员或亲属陪同；亲属接患者外出时，需办理请假手续，否则门卫应给予劝阻并通知楼层补办手续。

（7）及时了解患者的心理变化，随时掌握潜在的出走倾向，对情绪不稳定和活动异常的患者，要注意稳定其情绪；工作人员要主动与患者多沟通，努力满足患者的合理要求，以尽量避免其外出。必要时，需报告院领导。

二、应急处置

（1）发现患者离开楼层时，各楼层要相互配合，应立即在院内逐个角落寻找患者，同时，查看监控视频。

（2）若经查找，患者确实不在院内，应通过监控视频，了解患者走失的时间，判断其去向,发动工作人员在院外周边各处寻找,并立即上报院领导。

(3)在患者下落不明期间,由院领导决定是否通知亲属(或报警),同时要做好患者亲属的安抚工作,员工个人不做任何解释和承诺。

三、应急处置流程

见图 9-1。

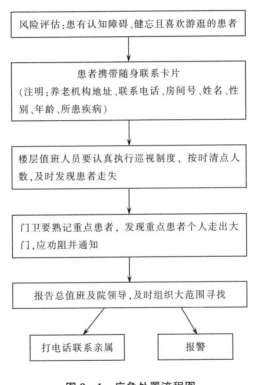

图 9-1   应急处置流程图

第二节   烫伤的预防措施与应急处置

一、预防措施

1. 热疗注意事项

(1)在使用热疗之前,告知患者热疗的目的、方法和注意事项,严禁自行使用热疗。

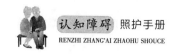
(2)使用暖水袋时,先加冷水后加热水,水温 60℃左右;对于昏迷、瘫痪、感觉迟钝者,水温应≤50℃。

(3)热水袋外裹毛巾,与皮肤距离>5 cm 或放在两层被子之间。

(4)正确掌握微波、神灯等热疗设备的使用时间、温度及距离。

(5)对于特殊的服务对象,要在照护者亲自指导下进行热疗。

(6)注意观察、定时巡视;注意观察局部皮肤有无发红、水疱,仔细询问有无疼痛等不适。

(7)做好记录,进行交接班。

2. 热水瓶使用注意事项

(1)热水瓶位置固定,避免碰撞。

(2)能活动且有思维紊乱的患者,房间中不放置热水瓶,仅在床头柜准备温开水杯,以备饮用。

3. 淋浴注意事项

(1)将淋浴冷热水温调至合适后,再给患者洗浴。

(2)患者淋浴时,如遇水温突升,应立即关闭水阀,待调至合适温度后再行淋浴。

(3)定期进行避免烫伤的宣传教育,对于行动不便的患者勿让其自行冲热水澡。

二、应急处置

(1)发现患者烫伤,立即停止热疗。

(2)根据烫伤部位、范围、程度及时给予专业处理(烫伤治疗)。

(3)及时记录,并报告上一级领导。

第三节　跌倒的预防措施与应急处置

一、风险评估

对认知障碍患者要进行跌倒风险的评估,详见第二章第二节"三、风险评估"。

二、预防措施

(1)在入住时,即向患者及亲属告之摔倒的风险并签订相关告知书。

(2)对高危患者及亲属,须进行预防跌倒的宣传教育,必要时重新评估 1 次。

(3)要求认知障碍患者如厕时由工作人员提醒并陪同。

(4)对高风险的患者加强巡视、交接班。

(5)院内活动区域均采用防滑设施。

三、应急处置

(1)给予紧急处理并立即通知医生。

(2)检查全身,有无头部着地,有无骨折,皮肤有无伤口等。

(3)酌情进行 X 线、CT 等相关检查,以明确诊断。

(4)报告相关领导,必要时相关领导通知亲属。

第四节　噎食的预防措施与应急处置

一、预防措施

(1)医护人员对入住患者的身体状况要有准确的判断,尤其是进食时是否存在困难,一定要了解掌握。

(2)照护者要掌握患者病情以及所用药物的相关不良反应。

(3)发现问题及时与经治医生沟通汇报。

(4)医生针对病情及时采取相应措施,如调整饮食结构、通知亲属。

(5)加强饮食、探视食品发放与管理。

(6)做好饮食照护。

(7)同一时间进餐,同一时间发放食品,专人看护。

(8)对高危患者,不准其将吃剩的食物带回房间,尤其是馒头、煮鸡蛋等。

(9)有吞咽困难的患者,要有专人守护进食或喂食,必要时给予鼻饲流质饮食,等症状缓解后,再自行摄食。如必须进食馒头、鸡蛋等食物,可将干食浸泡

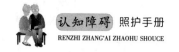
后再进食。

(10)进食鱼或带骨头的食物时,对于易发人群要将鱼刺或骨头清除干净后再进食。在中午开饭时间,医生尽量在患者集体用餐处(餐厅)巡视患者的进食情况。

二、应急处置

1. 疏通呼吸道 立即用筷子、牙刷、压舌板等物分开噎食者的上、下牙,暴露口腔;清除口内积食,疏通呼吸道。对清醒的患者用上述物品刺激咽部以催吐,同时轻拍患者背部,协助其吐出食物;对不清醒或催吐无效的患者,要立即用食指、中指伸向口腔深部,将食物一点一点掏出,越快越好。

2. 现场抢救常用的急救方法

(1)拍背法:抢救者站立在患者的侧后位,一只手放置于患者胸部以做围扶,另一只手的手掌根部对准患者肩胛区脊柱,用力给予连续4~6次急促拍击。拍击时应注意患者头部需保持在胸部水平或低于胸部水平,充分利用地球引力的作用使异物排出。

(2)腹部手拳冲击法(海氏法):对意识尚清醒的患者可采用立位或坐位,抢救者站在患者背后,双臂环抱患者,一手握拳,使拇指掌关节突出点顶住患者腹部正中线脐上部位,另一只手的手掌压在拳头上,连续快速向内、向上推压冲击6~10次(注意不要伤其肋骨)。

对昏迷倒地的患者采用仰卧位,抢救者骑跨在患者髋部,按上法推压冲击脐上部位,使气道瞬间压力迅速加大,肺内空气被迫排出,使阻塞气管的食物(或其他异物)上移,并被驱出。这一急救法又被称为"余气冲击法"。如果无效,隔几秒钟后,可重复操作一次,造成人为的咳嗽,将堵塞的食物团块冲出气道。

(3)自救法:如果发生食物阻塞气管时身边无人,或即使有人,患者往往已不能说话呼救,必须迅速利用两三分钟神志尚清醒的时间自救。此时可取立位姿势,下巴抬起,使气管变直,然后使腹部上端(剑突下,俗称心窝部)靠在一张椅子的背部顶端或桌子的边缘,或阳台栏杆转角,突然对胸腔上方猛力施加压力,连续向前倾压6~8次,一般可将异物顶出体外。在自救时,患者应注意弯腰,使自己的躯干向前倾。

（4）如患者意识清晰，但不能说话或咳嗽，也没有呼吸运动，可采用以下手法抢救：

①观察患者的面色，让患者知道有人在身边帮助他/她，不要紧张。

②不要急于拍打患者背部。

③站在窒息患者的后面，用手臂环抱患者的腰部，找到脐和剑突部位。

④左手握拳，再用右手包住左拳，置于患者的脐和剑突之间，用左手拇指紧压在腹部。

⑤迅速向上向内推压，拳头推进肋缘下，朝肩胛骨方向上推压。

⑥持续此动作，直到患者吐出阻塞气道的异物，恢复气道通畅，否则患者会意识丧失。

（5）如果患者意识丧失，可采用以下手法抢救：

①让患者平躺在地板上。

②使患者的头部后仰并抬起下颌，以便开通气道。一只手压在患者前额上，使头向后仰；另一只手的两指放在患者下颌处，使下颌向前、舌向外移出气道。

③在口腔内寻找阻塞气道的异物。若能看到，即将其取出；若看不到异物，则用两指在口内搜寻，发现异物后将其取出。

④施救者横跨在患者的髋部，面对其上身。

⑤一手紧扣，另一手放在手背上，将掌面放在患者的腹部，双手置于患者的脐和剑突之间向上推压。

⑥移动患者头部，用双手指清除口腔，看是否有可移动的异物。

⑦试着捏住患者的鼻子，同时向口内吹气，帮助其通气。

⑧重复上述动作直至气道通畅，一旦实现气道的畅通，应立刻检查脉搏，若没有脉搏，继续进行心肺复苏。

3. 对症处理　如果心跳停搏，立即进行胸外心脏按压，同时给予对症抢救处理。

如果噎食部位较深或患者已窒息，应将患者就地平卧，肩胛下方垫高，头后仰，摸清甲状软骨下缘和环状软骨上缘的中间部位即环甲韧带（在喉结下），用粗针头（12～18 号）稳准地刺入气管内，可暂缓缺氧状态，以便争取抢救时间。必要时行气管插管或切开进行吸引，使呼吸道堵塞物得到彻底清除。对于做了

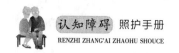
气管切开术的患者,要做好气管切开的照护,预防并发症的发生。派专人守护直到患者完全恢复。

4.给氧　自主呼吸恢复后可高流量给氧,直到缺氧状态缓解后,改为低流量持续给氧,直至完全恢复。

5.预防并发症　常见的并发症为吸入性肺炎。

第五节　自杀的预防措施与应急处置

一、风险评估

(1)及时向入住患者及其亲属了解其疾病史、精神病史、抑郁症病史、心理状态、精神状态、家庭状况、既往有无自杀行为。

(2)正确判断该患者是否存在自杀动机和自杀倾向。

二、预防措施

对有自杀动机和自杀倾向的入住患者,应及时上报楼层负责人、照护部主任、分管医师,并及时与亲属沟通。同时还要做到:

(1)加强监护:每15～30分钟巡视一次,主动与该患者交流,观察其心理动向。

(2)请专业社工实施心理疏导。

(3)检查患者物品,保管好刀、剪、绳索等危险物品。

(4)必要时请精神科医生会诊,给予药物治疗。

三、应急处置

(1)一旦发现患者自杀,应立即通知医生积极组织就地抢救。

(2)必要时应及时转院。

(3)必要时应立即报警,通知120急救中心及亲属。

(4)照护者、医生均要详细记录抢救过程。

第六节　压疮的预防措施与处理

一、风险评估

(1)患者入住后,由楼层照护长、责任照护者、助理照护者根据压疮风险评估表对患者进行入住风险评估和定期风险评估,详见第二章第二节"三、风险评估"。

(2)对有压疮危险因素存在的患者,需上报照护部主任备案。

(3)通知分管照护长制订照护计划,要求严格按照照护计划落实。

二、预防措施

1. 压疮危险因素评估得分≤14 分者

(1)每班常规皮肤检查,进行交接班。

(2)向患者解释预防压疮的重要性。

(3)及时更换污染床单和尿不湿。

(4)使用气垫床,手压气垫有弹性即可。

(5)每 2 小时翻身一次。

(6)楼层照护长每天检查措施落实情况。

2. 压疮危险因素评估得分≤8 分者

(1)每班常规皮肤检查,进行交接班。

(2)向患者解释预防压疮的重要性。

(3)报告照护部,照护部组织制订及落实个性化的预防措施。

(4)每 2 小时翻身一次。

(5)及时更换污染床单和尿不湿。

(6)按摩皮肤受压处,每天 3～5 次,每次按摩 1 分钟。

(7)使用气垫床,手压气垫有弹性即可。

(8)给予营养支持。

(9)楼层照护长每天检查措施落实情况。

(10)照护部主任每天督查预防措施落实情况。

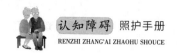
三、压疮的处理

（1）报告医生，根据压疮分度采取相应治疗、换药措施。

（2）照护者每班应对压疮部分预后情况进行查看。

（3）照护部主任每日查房，检查治疗措施落实情况。

第七节　精神症状的预防措施与应急处置

一、预防措施

（1）加强巡视，尤其要重点关注情绪波动较大的患者。

（2）注意观察重点患者的精神状态和情绪变化。

（3）做好重点患者房间的安全检查，对刀、剪、绳索、筷子、暖水瓶、玻璃镜等有可能引起伤害的物品，要严格保管，转移到该患者不能随意拿到的地方。

二、应急处置

当入住患者突然出现精神症状时，须立即采取以下措施：

（1）迅速进行安全检查，当患者出现躁动、自伤、他伤、伤人、毁物等行为时，立即采取保护性约束。

（2）快速通知医生并上报院总值班。

（3）通知亲属，取得亲属配合。

（4）请精神科医生会诊。

（5）对可以继续留住养老机构的患者，要安排专人 24 小时陪护（必要时请亲属配合）。

（6）必要时转院，进行精神科治疗。

三、应急处置流程

见图9-2。

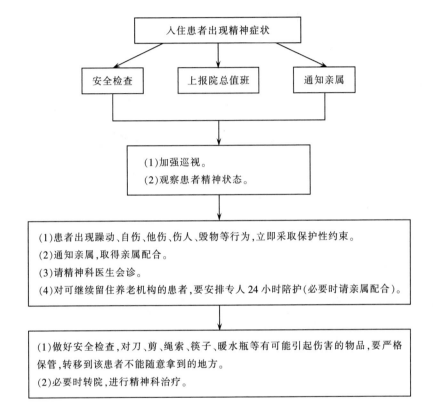

图9-2 患者出现精神症状的应急处理流程图